MOEWIG

PHANTASTICA

Gustav Meyrink

Das Haus zur letzten Latern 1

Die Frau ohne Mund

MOEWIG

MOEWIG Band Nr. 1801
Moewig Taschenbuchverlag Rastatt

Genehmigte Taschenbuchausgabe
Umschlagillustration: Franz Berthold
Umschlagentwurf und -gestaltung: Franz Wöllzenmüller, München
Verkaufspreis inkl. gesetzl. Mehrwertsteuer
Auslieferung in Österreich:
Pressegroßvertrieb Salzburg, Niederalm 300, A-5081 Anif
Printed in Germany 1984
Druck und Bindung: Elsnerdruck GmbH, Berlin
ISBN 3-8118-1801-5

Das Haus des Alchimisten

(Fragment eines Romans)

1. Kapitel

Das Haus zum „Pfau“

„Ich suche das Haus zum ‚Pfau‘! Ist dies die Salpetergasse?“ fragte ein glattrasierter Herr in weitem, großkariertem Mantel, lüftete seinen ebenso karierten Reisehut und verstellte einem prophetenhaft aussehenden Manne in härener Kutte den Weg.

Keine Antwort!

„Das Kaffeehaus des Persers Khosrul Khan meine ich!“ setzte der karierte Herr mit erhobener Stimme hinzu, in der Meinung, der andere sei taub.

Der Mann in der Kutte senkte nicht einmal den Blick, starrte wie geistesabwesend in den lohenden Abendschein, dann schüttelte er sich die wallende Prophetenmähne in den Nacken und deutete stumm auf eine hohe Mosaiktür des Hauses, vor dem sie standen.

Dabei fiel ihm der Ärmel seiner Kutte weit zurück und legte einen skelettartig dürren Asketenarm bloß.

Langsamen Schrittes nahm er seinen Weg wieder auf in den winterlichen Sonnenuntergang hinein; seine nackten Füße versanken bis zu den Knöcheln in dem tiefen, korallenrot glitzernden Schnee.

„Danke“, murmelte der Herr im karierten Mantel und musterte aufmerksam die bunte Mosaiktür; ihr leuchtendes Türkisblau und Nephritgrün hob sich grell ab von der stumpfrötlichen Sandsteinfassade des Hauses zum „Pfau“. Der Herr trat einen Schritt zurück, holte ein Notizbuch aus der Tasche und zeichnete mit hastigen Strichen eine Skizze. „Vermutlich ein verschneiter Torgiebel“, brummte er. Sein Blick war auf einen überhängenden Wall aus Schnee gefallen, der auf dem Türsims lastete.

Der Zufall fügte es, daß im selben Augenblick der Schneeklumpen herabfiel; ein in Stein gehauenes Wappentier wurde sichtbar: ein Pfau mit einem Zottelbart aus Eiszapfen, ein Kunstwerk von unerhörter Lebendigkeit, den Federschweif wie in heller Wut gesträubt, die Flügel ausgebreitet und in den Klauen eine kupfergrüne Laterne. Mit einer Teufelsfratze angetan statt eines Vogelgesichtes grinste es mit dem Ausdruck infernalischer Bosheit in den Zügen zum Himmel empor. Die Konturen seines Leibes waren zerfressen – fast schon verwittert unter dem Einfluß der Jahrhunderte.

Als erwarte man bereits den Herrn im karierten Mantel, öffnete jetzt eine feine schmale, weibliche Hand die Tür, und ein junges Mädchen mit blauschwarzem Haar und in roten türkischen Frauenhosen, die dichten starken Augenbrauen an der Nasenwurzel einander fast berührend, lud ihn, ohne ein Wort zu sprechen, mit ernster Miene ein, das Kaffeehaus zu betreten.

Der süßlich duftende Rauch orientalischen Tabakes, der den Raum erfüllte wie ein dichter Nebel, fing an zu wandern, fliehenden Wolken gleich, von dem kalten Luftstrom getroffen, den die Tür beim Zufallen hereinwehte. Holzgeschnitzte Nischen tauchten auf, darinnen Gäste saßen, schachspielend oder Zeitungen lesend – meist alte Herren. Und alle blickten drein wie ertappt bei unerlaubten Handlungen, als sie des Karierten ansichtig wurden; er paßte so ganz und gar nicht herein. Im Hintergrund hockte mit untergeschlagenen Beinen an einer Art Schanktaburett aus glitzerndem Messing ein Greis, dunkelhäutig wie ein Araber, den langen Bart scharlachrot gefärbt nach asiatischer Sitte, weiße Augen, scharfe Adlernase, einen graublauen Turban auf dem Kopf, und sog in regelmäßigen Abständen an einer Nargileh. Gurgelnde, röchelnde Töne quollen daraus hervor, sooft er die Bernsteinspitze an die Lippen setzte, als säße ein mit dem Tode ringendes, gequältes Geschöpf in dem bunten Glase gefangen.

„Das dürfte der Perser Khosrul Khan sein", dachte der karierte Herr, schälte sich aus seinem Mantel und wikkelte umständlich einen ebenfalls karierten Schal vom Halse; doch das veränderte sein Aussehen nur wenig, denn der Anzug, den er darunter trug, war aus demselben Stoff und genauso kariert.

Den Hut unschlüssig in der Hand, suchte der Herr mit den Augen nach einem leeren Tisch, an dem er Platz nehmen könnte.

„Sie sind der Herr Berichterstatter? Ja, ja natürlich, wie könnte es denn anders sein! Gracchus Meyer mein Name! Ich habe den Auftrag bekommen" - ein rückwärts gedrehter Daumen deutet erklärend auf den Perser „den ungemein ehrenvollen Auftrag bekommen, Sie in alles einzuweihen, Herr Berichterstatter! Es ist alles vorbereitet, Pläne, Zeichnungen, alles, alles. - Dort!" - und zu dem Daumen gesellte sich ein gichtig steifer Zeigefinger und wies durch die Rauchschwaden auf einen Fenstertisch, auf dem ein Stoß Akten lag.

Der karierte Herr nahm seinen Zwicker ab, wischte die angelaufenen Gläser klar und gewahrte den Träger des Namens Gracchus Meyer, einen spindeldürren alten Mann mit gesträubtem grauen Katzenbackenbart und kleinen, unsteten Affenaugen, die keine Sekunde stillstanden und blitzschnell bald dahin, bald dorthin spähten, nach links und nach rechts, nach oben und unten, mißtrauisch, als müßten sie ein Heer unsichtbarer Wesen beständig in Schach halten. - Offenbar war der alte Herr mit einem Raubtiersatz aus dem Tabakqualm auf den Karierten losgesprungen; - er packte ihn jetzt am Ärmel und zerrte ihn in die Fensternische: „Hier! Ich habe sogar einen Situationsplan des Hauses angefertigt. Falls Sie einen solchen für Ihre werte Zeitung benötigen sollten. Gracchus Meyer, wie gesagt, ist mein Name. - Eigentlich bin ich Gerichtsdiurnist" - es klang wie eine Entschuldigung, daß sein Rock so spiegelig glänzte und seine Schuhe trotz des grimmen Winters aus braunem leichtem Segeltuch bestanden - mit der gewissen dünnen schwarzen Gummisohle daran. - „Diurnist. Ja, ja. Aber mein wahrer Lebensberuf ist der Chroniker. Chroniker! Natürlich ‚Chroniker' in dem Sinne, daß ich Chroniken schreibe, und nicht etwa, daß ich an einer chronischen Krankheit litte! Sie brauchen sich also, Herr Berichterstatter, nicht im geringsten vor Ansteckung zu fürchten! - Leila, schnell einen Mokka für den Herrn! - Er soll vorzüglich sein. - Ich habe selbstverständlich nie welchen getrunken, aber in den vielen Jahrzehnten, die ich hier verkehre, habe ich immer und immer wieder bestätigen hören, er sei vorzüglich. Ich würde sonst gewiß nicht wagen, ihn einem so illüstren Herrn zu empfehlen, wie Sie es sind, Herr Berichterstatter! - Darf ich mir nunmehr erlauben, Ihren geschätzten Mantel an den Nagel zu hängen, Herr Berichterstatter? - - - Oh, bitte, nichts zu danken!" (Der karierte Herr hatte zu dieser Bemerkung keinerlei Anlaß geboten.) „So! Nehmen wir vielleicht jetzt Platz! - - Nein, nein, lieber Ochs, der Tisch ist reserviert!"

Der Karierte machte ein verblüfftes Gesicht, bemerkte aber alsbald zu seiner Genugtuung, daß die Anrede mit „Ochs" nicht ihm galt, sondern einem baumlangen, hagern „Don Quixote" mit eisengrauem Knebelbart, der über eine Zeitung hinweg mit mißbilligenden Blicken das Gespräch belauscht hatte und nunmehr verdächtige Anstalten traf, Meyer auf seinem Gang zur Fensternische zuvorzukommen.

„Er gönnt mir die Ehre nicht!" tuschelte der Diurnist, „aber jetzt sind wir gänzlich ungestört, Herr Berichterstatter! – Weg da, du Lausbub!" (Ein Schusterjunge draußen auf der Gasse war vor dem Fenster stehengeblieben und zeichnete mit einem Schneeball Runen auf die Scheibe.) „So jetzt, Herr Berichterstatter! Endlich! Es ist unglaublich, wo man überall seine Augen haben muß! – Also: wann das Haus erbaut wurde, weiß kein Mensch. – Leila, wo bleibt der Mokka? – Leila ist die Tochter des Persers Khosrul Khan, müssen Sie wissen, Herr Berichterstatter. Sie nimmt natürlich absolut kein Trinkgeld; sie ist vielmehr eine Jongleuse." – Der Karierte riß erstaunt den Mund auf bei diesen wilden Gedankensprüngen des zungenfertigen Diurnisten, aber er kam zu keiner Frage, denn Gracchus Meyer hob ruheheischend die Hand und sprudelte weiter: „Sie ist nie Kellnerin gewesen. In ihren Adern fließt uraltes asiatisches Fürstenblut. Sie kann, wenn es sein muß, dreizehn haarscharf geschliffene Messer jonglieren und hat noch nie eins fallen lassen, Gott ist mein Zeuge. Oder sich geschnitten. Was unabwendbar ihren Tod zur Folge gehabt hätte. Sie wird deshalb von den asiatischen Artisten, die zu Zeiten hier verkehren, allgemein angestaunt. Khosrul Khan ist nämlich im Orient sehr bekannt und hält hier im Hause eine Art Herberge für seine Landsleute aus Asien. Für Derwische, die bisweilen hierher in unser kaltes Land gewandert kommen – arm, einsam, schweigsam – kein Mensch weiß, warum. Ich vermute, sie gehören alle einem religiösen Geheimbund an, und Khosrul Khan ist ein Scheich. Europäer haben keinen Zutritt zu der Herberge, die hier nebenan an den Kaffeeraum anstößt ... Ja ja, Leila ist unerreicht in ihrer Kunst. Sie hat das Jonglieren von einem Kopten erlernt. Markus heißt er. Er selbst hat es jedoch nur auf zwölf Messer gebracht. Ich müßte mich sehr irren, wenn die beiden nicht ein religiöses Verhältnis miteinander hätten. Markus betet immer in koptischer Sprache, sooft sie jongliert. Wenn Sie den werten Kopf wenden, Herr Berichterstatter, können Sie ihn im Wandspiegel sehen. Der hochgewachsene Mensch dort in dem ägyptischen Anzug mit den goldenen Tressen und dem Dolch in der Schärpe! Jetzt nimmt er gerade den Fez ab. Er hat die seltsame Gewohnheit, bisweilen die Zähne zu fletschen wie ein Tiger. Sie sind pechschwarz. Ich erschrecke jedesmal, sooft ich es sehe." – Gracchus Meyer schnappte einen Augenblick nach Luft, setzte aber sofort in tröstlichem Tone hinzu, als beruhige er sich selber damit: „Das kommt vom Betelkauen. Es färbt die Zähne schwarz. – Ich kenne auch das Geheimnis der Kunst Leilas! – Es beruht alles auf Jungfräulichkeit. – Markus ist nämlich koptischer Christ und fanatischer Madonnenanbeter. Für ihn ist Gott ein Weib: eine Jungfrau. Und nur ein jungfräulicher Mensch kann Wunder vollbringen, sagt er. – – Ich glaube, Sie täten ein gutes Werk, Herr Berichterstatter, wenn Sie nach Berlin an Ihr Blatt in gleichem Sinne schrieben und den Vorzügen der Jungfräulichkeit das Wort redeten; gerade in Berlin würde das Lesepublikum dieser guten Sache ein offenes Ohr schenken; hier in unserer Stadt sind die Menschen leider viel zu verderbt. Ja ja, Leilas Jonglierkunst grenzt ans Wunderbare! – Aber wo sind wir stehengeblieben? Ja, richtig, das Haus. Also: wer es gebaut hat, weiß kein Mensch. Die Sage geht, der berühmte mittelalterliche Alchimist Güstenhöver sei sein erster Bewohner gewesen und habe hier allerhand geheimnisvolle Werke vollbracht. Metallverwandlungen, Herstellung des Lebenselixiers und dergleichen."

Ein mißtönendes Gekrächz, dumpfes Brummen und ärgerliches Stöhnen, begleitet von einem lauten Knallen eines im Zorn umgewendeten Zeitungsblattes, drang aus der anstoßenden Nische, und ein Paar Brillengläser funkelten herüber.

„Herr Dr. Apulejus Ochs, ich muß mir das ausbitten!" rief Gracchus Meyer wutschnaubend. „Güstenhöver war nun einmal Alchimist und Goldmacher, daran ändern Ihre tierischen Laute kein Jota. Natürlich Sie, Sie möchten jetzt Ihren phantastischen Kram loswerden: Güstenhöver habe überhaupt nicht Metalle verwandelt, sondern – Menschen! Blech, sage ich Ihnen! Man muß heutzutage auf dem Boden der Wirklichkeit stehen. Pures Blech! Was hätte es denn für einen Zweck gehabt, Menschen zu verwandeln! Abgesehen, daß so etwas doch gar nicht geht. Also: Blech und damit basta. Ich als Chroniker muß doch am besten wissen, ob Güstenhöver Metalle verwandeln wollte oder Menschen! – – Hören Sie nicht auf ihn, Herr Berichterstatter! Er gönnt mir die Ehre nicht. – Also: über das Leben Güstenhövers ist gar nichts bekannt. Begraben liegt er nirgends in der Stadt; ich hätte es in der Chronik finden müssen. Daher die Legende, er sei überhaupt nicht gestorben. Verheiratet war er auch nicht. Ich bitte Sie: ein Alchimist und verheiratet! Entweder das eine oder das andere. Da haben wir es wieder: jungfräulich sein ist alles! – Ich bin auch nicht verheiratet, und bin doch das Gegenteil eines Alchimisten, nämlich Diurnist ... Nachkommen hat Güstenhöver gehabt, der heutige Besitzer des Hauses „zum Pfau" heißt ebenfalls Güstenhöver. Hieronimus Güstenhöver. Er ist ein Eigenbrötler. Uhrmacher. Aber ein Uhrmacher ganz eigener Art. Eher ein Uhrenarzt. Doch davon später einmal. Er bewohnt einen kleinen Laden. Mit seiner hochbetagten Gattin Petronella. Er ist also verheiratet, aber im Grunde doch wieder nicht. Es ist eine sogenannte Josephsehe. Er hat seine Gattin trotz sechzigjähriger Ehe nie berührt" – Gracchus Meyer sah sich scheu um, als stehe er im Begriffe, ein Geheimnis schrecklichster Art bloßzulegen, und flüsterte: „Er berührt Petronella auch heute noch nicht!! – – – Da haben wir wiederum die Jungfräulichkeit. – Und seine Leistungen in der Kunst, kranke Uhren wieder gesund zu machen, grenzen ebenfalls ans Wunderbare. Hier auf dem Plan – da, wo ich jetzt den Finger halte – ist sein Laden. Wie Sie sehen, hat das Haus zwei Fronten; hier die südliche heißt Kreuzgasse; hier steht der Laden. Daneben liegt das sogenannte „biochemische Laboratorium" des Vaters Adam, wohl eines der seltsamsten Menschen, die je gelebt haben. Vater Adam behauptet angeblich, der Alchimist selber erscheine ihm bisweilen im Traum und habe ihn die Bereitung des Lebenselixiers gelehrt; – aber Sie kennen ihn ja bereits, Herr Berichterstatter!"

Der Karierte zog erstaunt die Augenbrauen hoch, kam aber nicht zu Wort; Gracchus Meyer verhinderte es geschickt: „Oh, ich habe doch mitangesehen, Herr Berichterstatter – hier vom Fenster aus – wie Sie ihn draußen im Schnee nach dem Kaffeehaus gefragt haben. Der Mann in der braunen Kutte und mit den nackten Füßen. Ja, ja, er ist gefeit gegen Kälte. Ich wollte, ich wäre es auch! Aber man muß zufrieden sein; alles kann der Mensch nicht haben. Ja, ja, Herr Berichterstatter, mir entgeht nichts. Die scharfe Beobachtungsgabe habe ich teils von meinem gottseligen Vater mit in die Wiege bekommen, teils von meinem Herrn Chef, dem Herrn Landgerichtsrat. Von letzterem erst in reiferen Jahren, da ich als Kind naturgemäß noch nicht aktiver Diurnist sein durfte. Aber bleiben wir bei der Stange oder, genauer ausgedrückt: beim Haus. – Sein Wahrzeichen, der Pfau draußen über der Eingangstür, ist uralt wie die Mauern des Hauses selbst. – Und diese, bitte hier: sind so dick!" –

Gracchus Meyer breitete stolz die Arme aus, als wolle er sich in eine Fledermaus verwandeln und im nächsten Augenblick davonfliegen. - „Oben freilich" - seine Stimme wurde gespenstisch leise - „oben freilich sind sie kaum halb so dick" - Gracchus Meyer zog die Arme dicht an den Leib und trachtete auch sonst nach Möglichkeit zusammenzuschrumpfen. Offenbar wollte er seinem wider Willen schweigsamen Zuhörer das Phänomen plötzlich dünner werdenden Mauern drastisch und optisch vor Augen führen. - „Und das, Herr Berichterstatter, hat mich auf den Gedanken gebracht, das obere Stockwerk müsse erst in späteren Jahrhunderten aufgesetzt worden sein. Gewiß eine wundervolle Entdeckung. Das Haus ist also nicht wie andere Häuser fertig auf die Welt gekommen; nein, nein: es ist gewachsen! Gewachsen, so wie Menschen wachsen. Es steht also gewissermaßen zwischen den lebenden und den toten Dingen. Es ist eine Art Zwischenglied! - Beweise, daß es so ‚gewachsen' ist, kann ich allerdings nicht beibringen, und vergebens habe ich zu solchem Zweck die Stadtchronik seit Dezennien durchforscht. Ich sehe da gewissermaßen mein Lebensziel in unerreichbare Ferne gerückt. Bitte, wenn Sie Ihrer Zeitung berichten, so erwähnen Sie, daß mich diesbezüglich keine Schuld trifft. Mein Ruf als Chroniker der Nachwelt gegenüber steht da auf dem Spiele. - Ich wasche meine Hände in Unschuld" - Gracchus Meyer hatte einen Moment seine Hände auf die Tischplatte gelegt, als stünde dort im Reiche der Symbole ein Waschbecken; als jedoch sein Blick auf die tiefe Trauerumrandung seiner Fingernägel fiel, zog er sie schleunigst wieder zurück, offenbar, um das Gleichnis seiner Worte keiner allzuschweren Belastungsprobe auszusetzen. - Eine Sekunde lang verschlug es ihm die Rede, aber der Karierte versäumte auch diese Gelegenheit, seinerseits etwas einzuflechten; Gracchus Meyer schrie heraus:

„Und das Dach des Hauses ist ganz flach und aus Bauglas." Der karierte Herr ächzte verzweifelt, zog ein kariertes Tuch aus der Tasche - das Muster stimmte genau zu dem seines Anzugs - und wischte sich den Angstschweiß von der Stirn. Sodann schritt er zu einer Tat, deren Zweck ihm wahrscheinlich selber nicht ganz klar war, fraglos jedoch seinem seelischen Unterbewußtsein entsprang: mit allen Anzeichen eines Erstickungsanfalles riß er sich die karierte Weste auf - die Flanellbrust seines Hemdes wurde sichtbar - - ebenfalls kariert! - Man nennt so etwas in der Sprache der Zoologen: Schreckstellung. Eine exotische, der Künstlerhand des Schöpfers gänzlich danebengelungene, aber nichtsdestoweniger „Gottesanbeterin" genannte Heuschrecke befleißigt sich ähnlicher grotesker Maßnahmen, um Gegner, die ihr Todesangst einflößen, in Furcht und Grauen zu versetzen, indem sie die erstaunlichsten Hautverfärbungen an sich zu Tage treten läßt. Doch an Gracchus Meyer prallte solch geistige Waffe ab. Wohl blieb eine kurze Weile sein Blick starr auf dem Bilde haften, so daß sich die karierten Muster eine Sekunde lang in seinen Augen spiegelten - eine Hemmung seines Redeflusses aber unterblieb. Hätte der Herr Berichterstatter sich ein kariertes Herz aus dem Busen gerissen und damit herumgefuchtelt, Gracchus Meyer damit in Bann zu schlagen, hätte es schwerlich hingereicht, sicherlich hätte es ihn nicht gehindert, hurtig folgendermaßen fortzufahren: „Das Glasdach hat der weltberühmte Gelehrte und Millionär, Herr Dr. Ismael Steen, herstellen lassen, erstens, weil er Tag und Nacht hier im Kaffee verkehrt, zweitens, weil es durchsichtig ist, denn er braucht das für sein Privatfilmtheater oben im ersten Stock, drittens, weil er darauf zu landen pflegt."

„Was? Zu - landen?" malte sich eine unsichere Frage in den Mienen des Karierten.

„Mit seinem Flugzeug nämlich", erklärte Gracchus Meyer plötzlich in tiefem Baß und überaus gemächlich – sich offenkundig seines Sieges freuend über den wehrlos gewordenen Gegner –, „da! da! Hören Sie? Ich glaube, er kommt soeben angeflogen! Hören Sie das Brausen in der Luft? Da! Da wieder!"

„Blödsinn! Es ist lediglich das Schnurgeln der Wasserpfeife Khosrul Khans!" konnte sich der Don Quixote in der Nebennische nicht länger enthalten dazwischenzurufen.

„Sie! Sie! Ochs, ich warne Sie!" fauchte Gracchus Meyer.

„*Herr* Ochs, wenn ich bitten darf!"

„Also meinetwegen: *Herr* Ochs! Freilich, bei Ihrem Namen ist das auch nötig! – Bitte, Herr Berichterstatter, hören Sie nicht auf ihn! – Er gönnt mir die Ehre nicht – und das – –". Das Wort „Honorar" verschluckte Gracchus Meyer, biß es noch im letzten Augenblick entzwei und schloß den Satz mit einem hastigen: „So, hiermit wäre in groben Zügen das Innere des Hauses geschildert; schreiten wir nun – – –". Weiter kam er nicht; eine Art seelischen Bauchgrimmens befiel ihn; so, als begänne das verschluckte Wort „Honorar" in seinem Innern zu rumoren. – Ähnlich mag es dem Evangelisten Johannes ergangen sein, als er weiland das apokalyptische Buch verschlungen hatte. –

Und da begab sich etwas überaus Seltsames. Ein geheimnisvoller Prozeß magischer Gedankenübertragung hub an in Erscheinung zu treten: langsam griff der Karierte in seine Brusttasche und zückte ein Banknotenfutteral.

Gracchus Meyer atmete tief ein, seine Nasenflügel sogen sich an und wurden weiß, seine Augen starr, und mit einem Male war das Affenhafte daraus verschwunden; statt dessen lag in ihnen ein Ausdruck so namenloser Spannung, daß der Karierte sich einen Moment des Verdachtes nicht erwehren konnte, es bereite sich hinter alldem ein neuer, ganz besonders husarenhafter Redeangriff seines Gegners vor.

Dann erfaßte er jedoch die Situation, und in seinem Antlitz leuchtete der helle Triumph, endlich doch den Sieg errungen zu haben.

Leutselig ergriff er das Wort:

„Sie haben mir, Herr Meyer, durch Ihre so ungemein lichtvolle, umsichtige Schilderung des seltsamen Hauses nicht nur einen hohen Kunstgenuß bereitet, sondern auch einen nicht zu unterschätzenden Dienst erwiesen. Nächste Woche bereits wird in meiner Zeitschrift eine Abhandlung darüber erscheinen. Es soll mir nicht schwerfallen, sie entsprechend farbenreich zu gestalten, zumal Sie, Herr Meyer, ja mit Virtuosität die höchsten Lichter in der Schilderung aufgesetzt haben, so daß mir eigentlich nichts anderes mehr zu tun bleibt als die Ausführung der Detailmalerei für das langsam denkende Durchschnittspublikum. – – – Das auf Sie entfallende Honorar beträgt –“ – er fischte aus der Revolvertasche seiner Hose eine mit Hieroglyphen bedeckte Tabelle heraus und fing umständlich an zu rechnen, derweilen die Hände des Diurnisten, nervös zuckend, in der Luft Flocken lasen – „das Honorar beträgt: fünf Mark sechzig“ (ein leichtes Glitzern der Befriedigung lief über Meyers Gesicht) „– sagen wir also: nach oben abgerundet:“ – er beschrieb mit der Hand einen kleinen Bogen über seiner Glatze – „nach oben abgerundet: zehn Mark. – Oder – vielleicht –: fünfzehn Mark“ – er machte nach jeder Silbe eine wollüstige Pause, innerlich entzückt wie ein Tribünenredner, dem es gelingt, einem atemlos zuhörenden Publikum eine Pointe nach der anderen an den Schädel zu schmettern – „also, Herr Meyer, bleiben wir bei zwanzig Mark!“

Schon bei der Zahl „fünfzehn“ hatte sich der Diurnist aus schlotternden Knien heraus halb erhoben - das Wort zwanzig warf ihn in seinen Sessel zurück wie ein Blitzschlag. Langsam ließ er den Kopf auf den Tisch sinken, und man hörte, wie er leise schluchzte.

„Herr Meyer, um Gottes willen!“ - schrie der Berichterstatter. - „Hilfe, der Ärmste stirbt ja! Cognac! - Oder da, nehmen Sie einen Schluck Mokka!“ - in seiner Bestürzung hätte er statt mit dem Löffel beinahe mit der zum Streifen gefalteten Banknote den Kaffee umgerührt.

„Es ist - schon - vo - rüber“, lallte Gracchus Meyer und stand taumelnd auf.

Vor Tränen konnte er einen Dank nur hauchen: „Verzeihen Sie, Sie, Sie - mein Wohltäter; ich - ich halte es hier nicht aus. Ich muß - - nach Hause. Habe doch Frau und Kind daheim.“ Schwankend wie ein Betrunkener, den Zwanzigmarkschein in der Hand, tastete er sich zur Tür und schritt in seinem dünnen, fadenscheinigen Sommeranzug hinaus in die eisige Abendkälte.

Der Berichterstatter war in seiner Erregung aufgesprungen und hatte dem Diurnisten wortlos nachgestarrt, ohne zu bemerken, daß der Don Quixote aus der Nebennische an ihn herangetreten war und ihm eine abgegriffene Visitenkarte hinhielt, darauf zu lesen stand:

Dr. theol., Dr. phil., Dr. philol.,
Dr. jur., Dr. chem., Dr. med.
Apulejus Ochs
Studiosus und Schachproblemkomponist

Statt hinzusehen, nahm der Berichterstatter vielmehr seinen Zwicker ab und putzte die Gläser. - Um seine Rührung zu verbergen. - Über nichts ist der Mensch so tief gerührt wie über sich selbst, wenn er einmal eine geringfügige milde Tat begangen hat.

Als er den Zwicker wieder aufsetzte, fand er die Umgebung plötzlich verändert; die durch das Zufallen der Mosaiktür verursachte Luftströmung hatte diesmal einen anderen Weg genommen und einen Rauchvorhang weggeblasen, so daß eine Wendeltreppe sichtbar wurde; sie führte aus einer Ecke des Zimmers zu einer Estrade des ersten Stockes empor.

In nachlässiger Haltung auf das ebenholzschwarze, geschnitzte Geländer gestützt, stand dort auf der untersten Stufe ein schlanker, vornehm gekleideter Herr. Er hatte offenbar die Szene mitangesehen und lächelte leise spöttisch in die Luft hinein.

Der Karierte hatte die deutliche Empfindung, der Hohn gelte ihm. Aber warum verhöhnte man ihn?! ‚Ich habe doch eine gute Tat vollbracht!' dachte er bei sich und versuchte, Stolz zu empfinden, aber es gelang ihm nicht recht, der Betrag von zwanzig Mark hatte zu kleine Flügel, als daß er zum Fliegen berechtigt hätte. Er fühlte: ‚Von Rechts wegen müßte ich über das impertinente Lächeln dieses Menschen tief empört sein, denn er weiß doch gar nicht, daß ich über meine Guttat gerührt war.' Doch auch das glückte ihm nicht. Etwas wie seelische Feigheit hinderte ihn daran; das scharfgeschnittene, unnatürlich schmale Gesicht des Herrn faszinierte ihn dermaßen, daß er eine Weile wie erstarrt blieb.

‚Kinder pflegen bisweilen fremde Menschen so anzustarren, wie ich es jetzt tue', gestand er sich, konnte aber trotzdem den Bann nicht abschütteln. - Woher es kam! - Er konnte keine Erklärung finden. - - - Der Herr auf der Treppe trug das volle, glatte Haar modisch gescheitelt - fast ein wenig geckenhaft. Es hatte das für einen Mann ganz ungewöhnliche, schimmernde Kupferbraun, wie man es nur auf den Frauenporträts Tizians sieht, und war an der Stelle über den Ohren, an den Schläfen und im Genick in so scharf gezeichneten Linien gewachsen, daß ein schlechter Beobachter zur Vermutung hätte neigen können, der Herr trage eine Perücke.

‚Ich muß diesen Menschen doch kennen!‘ suchte sich der Berichterstatter vor sich selbst mit einer Gewohnheitsphrase zu entschuldigen, wie das Leute mit wenig innerem Eigengewicht zu tun lieben, wenn sie sich dabei ertappen, daß sie unter einem Zwang handeln, es aber nicht wahrhaben wollen; sie fühlen sich tief gekränkt in ihrem Wahn, beständig Meister ihrer Gedanken zu sein. – ‚Ganz gewiß sogar habe ich ihn irgendwo gesehen, wahrscheinlich ist er eine Lokalberühmtheit und in einer Zeitung abgebildet gewesen! Vielleicht ist es jener Dr. Ismael Steen, von dem der Gracchus Meyer gesprochen hat!‘ – Der Herr Berichterstatter log sich vor, er fühle eine leichte Beruhigung, daß es ihm nunmehr gelungen sei, eine plausible Erklärung gefunden zu haben, warum er von dem Herrn auf der Treppe den Blick nicht wenden könne. Aber seine Selbstbeschwichtigung hielt nicht vor: irgend etwas, dessen er sich schämte, wollte sich in ihm nicht so ohne weiteres abdrängen lassen vom „fragenden Hinstarren“ – etwas heimlich Unterdrücktes hätte ihm wahrscheinlich am liebsten zugeschrien: Bester Freund, belüg dich doch nicht selbst! Wenn du auch nur ein simpler Berichterstatter bist, eine Seele hast du trotzdem, und diese Seele fürchtet sich jetzt vor „dem dort“. Und zwar ganz entsetzlich! Eben, weil sie nicht weiß, warum!

‚Der Pfau! – Der Pfau! Jetzt hab ich's!‘ jubelte plötzlich ein Gedanke in ihm auf, aber schon im nächsten Augenblick modulierte das nüchterne, karierte Berichterstatterhirn das Wort „Pfau“ und setzte ein großes Fragezeichen dahinter: ‚Pfau? Pfau?? Lächerlich! Was hat die Teufelsfratze des Pfaus draußen an der Mauer mit den regelmäßigen Gesichtszügen des Herrn Ismael Steen gemeinsam?‘

Der Herr auf der Treppe schien sich nicht im geringsten zu ärgern, daß er so unverwandt angestarrt wurde – oder erstaunt darüber zu sein; im Gegenteil: ein gewisser nachdenklicher Zug um seine Augen verriet, daß ihm dergleichen Geschehen durchaus nicht neu war. Er sah aus, als sei er sich einer gewissen starken, physischen Macht irgendwie bewußt – wenn auch vielleicht nicht ganz und vollkommen; es lag ein Staunen in seinem Blick, aber ein Staunen über – sich selbst. Ohne etwas Kränkendes zu beabsichtigen, musterte er jetzt den Karierten von oben bis unten – entließ ihn damit gewissermaßen aus dem Bann.

Der Berichterstatter wurde rot; er schämte sich plötzlich, so kariert zu sein. Der karierte Anzug war bisher seine heimliche Liebe gewesen, er war sich überaus englisch in ihm vorgekommen, er hatte zu ihm gehört wie der gewisse „gute Kamerad mit dem gleichen Schritt und Tritt" – und jetzt war dieser Stolz dahin! Und mit ihm ein Stück Selbstbewußtsein! Nackt war der Herr Berichterstatter plötzlich! Gewohnt, sozusagen würdevolle Falten zu werfen, konnte er es mit einem Mal nicht mehr. Mit dem Schmerbauch kann kein Mensch Falten werfen, nicht einmal ein Kommerzienrat. – Er kam sich vor wie eine Art Adam nach einem Miniatursündenfall, und es war ihm eine große Erleichterung, daß in dieser Sekunde der Seelenpein die laut gesprochenen Worte an sein Ohr schlugen:

„Ich bin der Studiosus Apulejus Ochs." Die Worte halfen ihm, den Blick zu wenden und so zu tun, als sei nichts geschehen.

Baumlang wie eine von Greco entworfene Vogelscheuche, klapperdürr und das beinahe nicht vorhandene Kinn durch einen grauen Knebelbart ins Ritterhafte verlängert, stand der Don Quixote aus der Nebennische vor ihm und sagte: „Hier, bitte, meine Karte! Gleichzeitig danke ich

Ihnen im Namen aller Bedrängten für die warmherzige Wohltat, die Sie soeben meinem alten Kaffeehauskollegen, Gracchus Meyer, erwiesen haben. Ich fürchte, er hat einen Nervenschock fürs Leben weg." Dr. theol., Dr. phil., Dr. juris? Und trotzdem nennt er sich Studiosus? Will er mich zum besten halten, Studiosus? Und steht dabei doch schon bald mit einem Fuß im Grabe! – Der Berichterstatter wandte das Auge von der Visitenkarte zu dem Sprecher und mißtrauisch wieder zurück; – – – „Hm. Bitte nehmen Sie Platz. – – – Womit kann ich Ihnen – – –" – er verbesserte sich: „Worum handelt es sich denn?" er sagte die letzten Worte fast grob, – ein Grimm stieg in ihm auf, daß er sich vorhin so hatte unterkriegen lassen – von diesem Dr. Steen, oder wer der Mensch auf der Treppe sonst sein mochte – „Falls es etwas Wichtiges ist, Herr Ochs, so bitte rasch; meine Zeit ist gemessen."

Mildernd fügte er hinzu: „Sie müssen meine Barschheit verzeihen, mir ist plötzlich so seltsam zumute; macht das der Rauch hier, oder ist der starke Kaffee schuld?"

„Vielleicht der Kaffee, wahrscheinlich der Kaffee", sagte Dr. Ochs und lächelte zweideutig. „Lediglich das Gefühl, Ihnen für meinen Freund Meyer zu danken, hat mich bewogen, Sie anzusprechen. Gewissermaßen auch der Drang, Fehlendes in seiner Schilderung zu ergänzen, und – – –"

„Ihr Freund? Hm!" – der Berichterstatter wurde wieder gereizt und mit einem Mal argwöhnisch – „Vorhin hat es durchaus nicht den Eindruck gemacht, als stünden Sie und er auf besonders freundschaftlichem Fuße. – Und mir danken? Wegen der paar Mark? Hm. Übrigens fällt man da oft bös herein. – Ich erinnere mich da soeben an einen Widerspruch in den Worten dieses Herrn Meyer, was mich vermuten läßt: er ist nicht nur Chronist, sondern auch ein geschickter – Komödiant! Zuerst sagt er, er sei unverheiratet, und dann verschnappte er sich und hat plötzlich – – Weib und Kind daheim! – Das zwingt mich – –“ Der Satz blieb unvollendet; statt dessen knöpfte sich der Herr Berichterstatter brüsk den Rock zu.

Dr. Ochs nickte gelassen – –: „Beides ist wahr; Meyer ist ‚Jungfrau‘, um seine Lieblingsredewendung zu gebrauchen, aber gleichzeitig Ehemann.“

„So so! Also noch eine Josephsehe, und noch dazu eine mit Kindersegen begleitete!“ – der Karierte lachte ärgerlich auf.

„Nein, Herr Berichterstatter. Meyers Frau ist eine berüchtigte Straßendirne, und ihr Töchterlein ist ein verdorbener Bankert.“

„So sieht eine Josephsehe allerdings nicht aus“, gab der Berichterstatter spöttisch zu und biß wutentbrannt einer Zigarre die Spitze ab.

„Meyer hat das Frauenzimmer – aus Mitleid, wie er sich einbildet – geheiratet und das Kind adoptiert. – – Nein, nein, mein Herr, glauben Sie, bitte, jetzt nicht, ich wolle die Motive seiner Handlungsweise irgendwie häßlich färben. Ich habe nur die feste Überzeugung: seine Tat ist eine Pflanze, die auf fremdem Boden gewachsen ist, um in Gleichnissen zu reden.“

„Sie meinen, irgend jemand hat es ihm suggeriert?“ fragte der Berichterstatter so nebenhin und blickte unwillkürlich nach der Wendeltreppe hin. Dr. Steen war soeben emporgestiegen und öffnete eine Tür.

Das grelle blendende Licht von Jupiterfilmlampen strahlte einen Augenblick wie eine Sonne herab. Dr. Ochs schien die Gedanken des Karierten erraten zu haben und lächelte seltsam.

Der Karierte machte Miene aufzubrechen; was kümmerte ihn schließlich das Schicksal des Diurnisten! – Plötzlich aber regte sich die Neugierde in ihm; warum antwortete der Don Quixote nicht?

„Oder liegt keine Suggestion vor, Herr Dr. Ochs?“

„Nun, Suggestion im eigentlichen Sinne des Wortes nicht. Unter Suggestion verstehe ich direkten Zwang auf besondere Art. Seelische Notzucht, sozusagen. - Es gibt etwas viel Teuflischeres als solch brutale Gewalt. - Z. B. jemand einen unfertigen Gedanken einblasen, der dann von selbst wächst wie Unkraut."

Der Karierte fühlte, daß Ochs auf Dr. Steen anspielte, und war mit einem Mal ganz Ohr.

„Allerdings kann so ein Keim nur wuchern, wenn er auf Dünger fällt."

„Dünger - wieso?"

„Fast jeder Mensch ist seelisch ein Düngerhaufen. Der Hang, sich selbst zu belügen, schafft zum Beispiel solchen Dünger. Nehmen wir an, jemand hilft einem anderen - und bejubelt sich innerlich deshalb - kommt sich edelmütig vor, - das ist Selbstbelügung. Einem andern zu helfen, ist lediglich Pflicht."

Der Berichterstatter fühlte einen leisen Stich. „Kennen Sie diesen Dr. Steen genauer?" fragte er schnell. „Für einen Gelehrten sieht er mir ein wenig zu elegant aus. Und dann: Flugzeug! Filmatelier! Seit wann befassen sich Gelehrte mit derlei Dingen? Bisher haben sie Regenschirme stehen lassen oder Bücher geschrieben, die kein vernünftiger Mensch liest. Das war der einzige Luxus, den sie sich geleistet haben."

„Das mag früher der Fall gewesen sein. Aber die Sorte ist dank der neuen sozialen Einrichtungen längst verhungert", gab Dr. Ochs zerstreut zu. „Oder ist Dr. Steen vielleicht aus der Art geschlagen? Übrigens trägt er keinen Regenschirm; wenigstens habe ich es nie bemerkt. - Auch ist das mit der Gelehrsamkeit so eine Sache. - Sehen Sie, ich zum Beispiel bin achtfacher Doktor - auf meiner Visitenkarte steht nur die Hälfte -, kann ich mich deshalb einen Gelehrten nennen?"

„Ja, das wollte ich Sie vorhin schon fragen: sind Sie

Doktorhutsammler? Oder Skalpjäger auf Gelehrtenperükken? Wieso nennen Sie sich übrigens noch Studiosus? Auch Schachproblemkomponist scheint mir kein eigentlicher Beruf zu sein!"

Dr. Ochs zuckte melancholisch die Achseln: „Ich lebe vom – Studieren. Meine verstorbene Tante hat mir ein jährliches, leider mageres Stipendium hinterlassen, das mir ausgezahlt wird, solange ich mich für das Doktorat vorbereite. Für was für ein Doktorat, das steht, Gott sei Dank, nicht im Testament. Nun, und was bleibt mir da anderes übrig, als rastlos weiterzustudieren, solange auf dem Kletterbaum noch Doktorhüte hängen! Im Kaffeehaus nennt man mich das Konversationslexikon; es ist das eine faustdicke Schmeichelei, denn es gibt noch einen ganzen Haufen dummes Zeug, aus dem mir das Examen droht. – Ja, hm. – Und das Komponieren von Schachproblemen? Soll ich ganz verblöden? Irgend etwas Vernünftiges soll jeder Mensch treiben. – – Übrigens: in Theologie wäre ich beinahe durchgefallen. Ich sollte in Dogmatik beim Colloquium den Beweis erhärten, daß Gott den Menschen erschaffen hat. – Wo die Sache sich doch offenkundig umgekehrt verhält. Im letzten Augenblick habe ich mich zum Glück um eine klare Antwort herumgeschnörkelt. – Hätte ich gebockt und meiner Eitelkeit nachgegeben, eine selbständige Meinung haben zu wollen – was bekanntlich einem Studiosus nicht ziemt – aus wär's gewesen! – Ich bemerkte aber noch rasch genug, daß diese selbstsüchtige Regung einem „Komplex" entsprang, den mir der satanische Dr. Steen heimlich eingeimpft hatte, und kam so heil aus dem Dilemma."

Der Karierte hielt die Hand hinters Ohr: „Einen was hat er Ihnen eingeimpft?"

„Einen Komplex."

„Komplex? Was ist das?"

„Komplex!" Apulejus Ochs lehnte sich im Sessel zurück und verwandelte sich in ein lebendes Konversationslexikon. - „Die Lehre vom Komplex ist eine Erfindung des berühmten Wiener Professors Freud und gehört zum Gebiete der Seelenforschung. Sie ist die Zuversicht aller der Gelehrten, die da hoffen, es gäbe keine Seele. Komplexe sind, so könnte man sagen, nichts anderes als fixe Ideen im Menschen, die nach und nach so stark geworden sind, daß sie die Handlungsweise des von ihnen Befallenen in einer Art lenken, die oft aller Vernunft Hohn spricht. Sie sind dann das Schicksal, dem keiner entrinnen kann. Sie setzen sich wie Korallenriffe aus kleinsten Teilen zusammen, - eines Tages, wenn die Wellen hoch gehen, scheitert das Schifflein, ‚Mensch' genannt, an ihnen. - Der Nährboden dieser Komplexe ist vor allem der Hang, sich selbst zu belügen. - Und diesen Hang haben bekanntlich alle Menschen. Hätten sie ihn nicht, wer weiß, vielleicht wären sie dann unsterblich. - Nur die schonungsloseste Selbstkritik könnte diesen Nährboden sterilisieren. Aber wer hat die oder gibt sich Mühe, sie ununterbrochen zu üben!? Kurz und gut, wenn jemand zugrundegeht, immer ist nur er selber daran schuld. Die Komplexe sind sein Verhängnis, und dieses Verhängnis schafft er sich selbst. - - - Das heimliche Wachsen der Komplexe gleicht einer seelischen Polypenbildung. Wenn nicht alle, so sicherlich die meisten Krankheiten des Geistes und - des Körpers sind ihre Folgen. Scheinbar ganz abseits liegende, unmerkliche seelische Eindrücke können die Ursache sein, daß sich später der furchtbarste Komplex im Menschen bildet. Je winziger solche Eindrücke sind, desto gefährlicher können sie sein. - Glauben Sie mir: es gibt auch geistige Mikroben! - Körperliche Bazillen können wir töten, wenn sie oder ihr Herd im Vergrößerungsglas sichtbar zu machen sind; gegen unsichtbare haben wir keine Waffe.

Aus den Träumen, und gerade aus den scheinbar sinnlosen, kann der Forscher erkennen, von welcher Art Komplex jemand befallen ist. - Ein solcher Seelenarzt kann dann auch - aber nur vielleicht! - die Ursache durchschauen, die Wurzel ausreißen und damit die - Krankheit beseitigen. - Ähnlich wie etwa ein katholischer Beichtvater den Sünder absolviert und ihn dadurch vom ‚Schuldbewußtsein' abtrennt, das sonst in tiefster Verborgenheit weiterfräße gleich einem Krebsgeschwür. Die Wissenschaft von den Komplexen gibt also das Mittel in die Hand, Kranke gesund zu machen - und, wenn wir verwegen denken wollen: sie zeigt uns auch das Steuerruder, mit dem unser Schicksal gelenkt wird. Und rückt dadurch die ungeheuerliche Möglichkeit, Herr des eigenen Schicksals werden zu können, in sichtbare Nähe. - - Hm. Ja, ja, das - - Steuerruder! - - So weit schön und gut, aber - - -" - Dr. Ochs hielt inne, blickte sich scheu um nach der Wendeltreppe, und ein Ausdruck wie ungewisse Furcht huschte über sein Gesicht -„ was aber, wenn ein - ein Teufel auf den Gedanken verfiele, die Methode in umgekehrtem Sinne anzuwenden!? Und Komplexe einzuimpfen?!"

Dem karierten Herrn Berichterstatter war mit einem Male totenübel geworden. Mit dem Hirn hatte er nur flüchtig erfaßt, was unter einem Komplex zu verstehen ist, schreckhaft deutlich aber *fühlte* er: irgend etwas Winzigkleines und dabei doch wieder Riesengroßes an bösartiger Keimkraft hatte sich in ihm festgesetzt. Das Wort „einimpfen", das er soeben noch arglos hatte an sein Ohr klingen hören, war bereits zur vollzogenen Tatsache in ihm geronnen; die Angst, die er fühlte, verriet es ihm. - Er versuchte, die Angst abzuschütteln. Wollte sie wegwerfen wie den Zigarrenstummel, den er heimlich fallen ließ und mit dem Stiefel tottrat. - Es ging nicht, denn nicht er hatte Angst: die Angst hatte ihn. - Verstohlen klopfte er dreimal auf die hölzerne Sessellehne: unberufen! Spuckte leise dreimal aus. Es half nichts. Im Gegenteil! – Um sich abzulenken, blickte er im Zimmer umher. Der Kopte mit dem Fez fletschte gerade seine schwarzen Zähne – auch kein tröstliches Bild. – Von der Decke hingen türkische Moscheelampen herab, brannten jetzt, aber zu trüb, um das Gemüt aufzuheitern. Im Hintergrund saß in altrömischer Toga, einen Lorbeerkranz auf dem Kahlkopf, der Kaiser Nero und trank Schnaps mit zwei Kollegen aus der Kinobranche, – alle die Gesichter gelb geschminkt.

„Früher hätte mich das belustigt", dachte der Berichterstatter, „aber jetzt!? Wie ist mir die Welt so urplötzlich zur Spukerscheinung geworden. Irgend etwas muß sich in meinem Hirn gedreht haben. Bin ich denn wirklich derselbe noch, der ich war, als ich vor ein paar Stunden das Kaffeehaus betrat? Sitze ich vielleicht schon Jahre hier und habe es nur vergessen, wie der Mönch von Heisterbach die Gegenwart vergessen hat?" – – – – Wieder wie vorhin, als der Herr auf der Treppe spöttisch in die Luft gelächelt hatte, fühlte er sich hilflos nackt. – Kein karierter Schuppenpanzer schützte ihn mehr; er war zum Menschenfisch geworden und begriff: ich habe einen Angelhaken verschluckt, zerre an einer unsichtbaren Schnur, und je mehr ich daran zerre, desto böser wird der Fall, und trotzdem muß ich zerren und zerren – muß, muß, muß, und weiß nicht, warum.

In diesem Augenblick sagte der Kaiser Nero laut und schneidend: „Ansteckung! Ansteckung! Ansteckung! Immer dieselbe Sache! Ansteckung, was sollte es denn anderes sein!" – dann redete er leise weiter mit seinen Kollegen.

Die Worte hatten den Karierten getroffen wie drei Schüsse aus heimtückisch gelegtem Hinterhalt.

Kalt lief es ihm über den Rücken; er erbrach förmlich

die Sätze: „Und Sie glauben, der Dr. Steen täte so etwas? Warum? In welcher Absicht? Wie wehrt man sich dagegen? Es muß doch ein Schutzmittel geben?! - - - Aber vielleicht ist die Sache ganz harmlos! Es wäre doch der Gipfel der Niedertracht, nur zur Unterhaltung im Seelenleben unschuldiger Menschen herumzupanschen. Und noch dazu in einem Kaffeehaus, wo harmlose Leute wie ich zufällig anwesend sind! - Es ist das nicht nur unwürdig, sondern - ha ha, direkt lächerlich. - Warum experimentiert er nicht mit wertvolleren Versuchskaninchen, als zum Beispiel ich es bin - ein simpler Zeitungsschreiber!?" - seine Stimme schnappte über - „Aber Sie dürfen nicht etwa glauben, Herr Dr. Ochs, ich fürchtete mich! Weshalb auch sollte ich! - Ich sage mir ganz einfach: Komplex hin, Komplex her, was kann eigentlich geschehen? Antwort: nichts! - Wenn ich nicht so genau wüßte, daß der starke Mokka schuld ist, ich möchte mir am liebsten selber eine Ohrfeige herunterhauen. - Zum Teufel, warum reden diese Filmgaukler drüben fortwährend von Ansteckung!"

„Das sind viele Fragen auf einmal", meinte Dr. Ochs; er sah versonnen drein - die zahlreichen Quadrate auf dem Rock seines Gegenübers schienen ihn zu einem Schachproblem angeregt zu haben; er deutet mit einem Bleistift auf sie und zeichnete Rösselsprünge in die Luft - „und überdies Fragen, die durchaus nicht leicht zu beantworten sind. Ich studiere zur Zeit Psychologie, aber diese Art Wissenschaft steckt noch arg in den Kinderschuhen. Schuld daran ist, daß die Forscher auf diesem Gebiet gar nicht an eine Seele glauben. Echt europäisch! - Da sind die Asiaten aus einem anderen Holz geschnitzt" - er nickte mit dem Kopf nach dem Perser Khosrul hin. - „Früher habe ich mich oft gewundert, was den Dr. Steen eigentlich so an das Kaffeehaus fesselt und weshalb er sich oben neben dem Filmatelier seine Studierstube eingerichtet hat. Man sagt, er hätte oben gelegentliche Liebesabenteuer. Ich glaube es nicht. Er besitzt eine prachtvolle Villa unten in der Stadt. Dort wäre er für solche Zwecke ungestört genug. Was sucht er also hier? - Nun, ich glaube, ich bin allmählich dahintergekommen: er hat gespürt, daß Khosrul Khan nicht der harmlose Kaffeehausbesitzer und Herbergsvater für asiatische Artisten ist, für den man ihn allgemein hält. Daß er vielmehr ein rätselhafter Mensch ist und offenbar ein Fanatiker seines Glaubens. Aber was das für ein Glauben sein mag?" - Dr. Ochs wiegte den Kopf - „Mohammedaner, Sufi, Feueranbeter, alles das ist er nicht." -

„Also was?"

Dr. Ochs zuckte die Achseln -: „Dr. Steen hat sich noch viel mehr Mühe gegeben als ich, es herauszubekommen. Ob es ihm geglückt ist? Ich bezweifle es. Was ein Komplex ist oder wie man ihn einimpft - das weiß dieser Perser haargenau. Wenn er auch die Bezeichnung ‚Komplex' sicherlich noch nie gehört hat, so ist er doch in den Labyrinthen dieses Gebietes vollkommen zu Hause. Warum zuckt es denn immer so merkwürdig um seine Mundwinkel, wenn ihn Dr. Steen durch allerhand heimtückisch gestellte Fragen und scheinbar zwecklos klingende Worte zu ‚impfen' versucht? Und Dr. Steen tut das mit Vorliebe und mit so raffinierter Geschicklichkeit, daß ich oft erst nach stundenlangem Grübeln und Kombinieren zu wittern vermag, worauf er ungefähr hinauswollte. Er hat sich auf dem Gebiete, seelische Verwirrung zu stiften, ein ganzes System zurechtgelegt; freilich, der Schlüssel dazu fehlt mir vollständig, und ich kann da nur mutmaßen, um welchen Zweck es sich handelt. Khosrul Khan aber durchschaut jedesmal blitzschnell, ob der Köder vergiftet ist oder nicht. Ob ihm dabei ein überaus fein entwickelter Instinkt hilft oder ob er ein klares Wissen zur Verfügung hat, kann ich nicht beurteilen. Es heißt ja, daß gewisse Asiaten ein sogenanntes Geheimwissen besäßen."

„Dr. Steen muß also doch Worte anwenden, um seine abscheuliche Methode wirksam zu machen!" – unterbrach der Karierte triumphierend und atmete befreit auf.

„Sie irren, Herr Berichterstatter. – Was sind denn, genau besehen, Worte?: Mitteilungen durch Rede, Mitteilungen durch Klänge. Sind Mitteilungen durch Fingersprache, also Taubstummensprache, nicht auch Worte in gewissem Sinn? – Haben Sie nie von dem sogenannten ‚bösen Blick' gehört? Sie zweifeln natürlich daran! Wer täte das nicht! – aber damit schafft man die Sache nicht aus der Welt. Ich glaube fest, daß der ‚böse Blick', besser gesagt: seine verhängnisvolle Wirkung auf einer ohne schlimme Absicht und gänzlich unbewußt ausgeübten Gebärde – also: gewissermaßen auf einem unhörbaren ‚Wort' beruht. Ganz harmlose Menschen sind oft mit dem ‚bösen Blick' behaftet. Wissen wir, ob ihr Unbewußtes – ihre *‚Seele'* auch so harmlos ist? Es ist ein grober Fehler, anzunehmen, daß der Mensch seiner eigenen Seele sich bewußt wäre. Im Gegenteil: nichts ist dem ‚normalen' Menschen so urfremd wie die eigene Seele. Sich seiner eigenen Seele bewußt zu sein, heißt: ein Halbgott sein – wenn nicht – noch mehr! – Und was das ‚Wort' anbelangt, so ist es nicht nur ein Verständigungsmittel Schwätzbedürftiger, sondern etwas unendlich viel Größeres und auch – Gefährlicheres! Es kann schaffen und vernichten: oder zumindest die Ursache dazu legen. Weit wirksamer nun als gesprochene Worte sind gedachte Worte, dreimal wirksamer als diese noch sind ‚Gebärden' – des Gesichtes sowohl wie mit den Fingern gemachte. Nun gibt es aber auch gedachte, das heißt: innerlich vorgestellte oder imaginierte Gebärden, sie bilden geradezu Zaubermittel, denn sie sind Schöpfungs- oder Vernichtungs‚worte' der Seele. Mancherlei uralte wichtigtuerische Ordensgemeinschaften bilden sich ein oder behaupten wenigstens: sie wüßten Genaueres über solche wirkungsvolle ‚Worte' und Gebärden; es ist natürlich dummes Zeug! Schon daraus, daß solche ‚Brüder' ein Schweigegelübde ablegen müssen, geht hervor, daß sie nicht einmal ahnen, worum es sich handelt. Ein derartiges, magisches Wissen läßt sich nämlich überhaupt nicht von Mund zu Ohr mitteilen, es ist ein rein seelisches Mittel, und um es einem andern mitzuteilen, müßte der Mitteilende ‚seelisch' reden und der andere ‚seelisch' hören können. Wieviel Menschen, glauben Sie, können das heute auf der Erde?"

„Aber der Dr. Steen, wenn er wirklich Ähnliches kann, wie Sie doch zu vermuten scheinen, Herr Ochs, muß dieses Wissen doch irgendwoher haben!?" unterbrach der Berichterstatter sichtlich verstimmt und geärgert.

„Vielleicht unterrichtet ihn der Luzifer, was weiß ich" – brummte Dr. Ochs und nahm schnell den Faden seiner Rede wieder auf: Der Schlüssel zu diesem Rätselvollen ist also der: je unmerklicher, je subtiler und – ich möchte sagen: je unbewußter ein ‚Wort' ist, desto furchtbarer seine Wirkung. Ich sagte vorhin: je winziger ein Bazillus ist, desto weniger können wir uns gegen ihn schützen. Mit den ‚Gebärden' ist es ebenso. Einen Schutz gegen zerstörend wirkende Gebärden kann nur die eigene Seele gewähren. Wie soll sich nun ein Mensch, der sich seiner Seele gar nicht bewußt ist, gegen solche Gifte oder magische ‚Säuren' schützen! Fast alle Menschen glauben doch, die Charaktereigenschaften seien die Seele. Wenn dem so wäre, müßte ein gutmütiger Mensch auch eine liebevolle Seele haben. Meistens ist gerade in solchen Fällen die Sache umgekehrt. Daß es so ist, wissen freilich die wenigsten, und wenn man es ausspricht, riskiert man eine grobe Antwort. Insbesondere von Frauenzimmern. Die Gebärden, von denen ich spreche, haben viel gemeinsam mit der drahtlosen Telegraphie. Man kann ein drahtloses Telegramm nicht auffangen, indem man zwischen Absender und Empfänger einen Regenschirm aufspannt. Dazu gehören gesetzmäßig begründetere Abwehrmittel. Man könnte auch sagen: sie wirken wie Ansteckung!"

„Ansteckung!" schrie der Karierte auf und hielt sich die Ohren zu – „Ansteckung! Herr, sind Sie des Teufels! Reden Sie jetzt auch von Ansteckung; ich kann das verfluchte Wort nicht hören!"

„Also gut: drahtlose Telegraphie. – Um wieder auf Dr. Steen und den Perser zurückzukommen: ununterbrochen tobt ein erbitterter, geistiger Kampf zwischen den beiden. Es ist ein Duell mit unsichtbaren Degenklingen."

„Aber wozu das, Herr Ochs? – Ich sehe den Sinn nicht ein. Geld oder Ehrgeiz ist nicht im Spiel. Eine Machtfrage auch nicht. Ein Frauenzimmer dürfte ebenfalls nicht dahinterstecken. – Seit die Welt steht, waren das doch die einzigen Gründe, weshalb Menschen gerauft haben."

„Sie müssen bedenken, Herr Berichterstatter, daß ich Schachproblemkomponist bin. Läge mir der Trieb, zu kombinieren und Rätseln nachzusinnen, nicht im Blut, so ließe mich das wahrscheinlich alles kalt. So aber! – Oft liege ich nächtelang wach und denke über die beiden nach – und über das Haus und seinen unwägbaren Einfluß auf die Menschen, die in ihm leben und verkehren. Manchmal ist mir, als hätte ich die geistige Erbschaft des alten, sagenhaften Alchimisten Güstenhöver angetreten. Nämlich, was das Grübeln über Verborgenes anbetrifft. Vielleicht geht das Grübeln von diesen uralten Mauern aus wie eine Ansteck – – pardon, wie eine telepathische Übertragung. Ich pflege meist die Lösungen, die ich in solchen Nächten gefunden zu haben glaube, niederzuschreiben. Ebenso meine äußeren Beobachtungen hier im Kaffeehaus, das mir seit Jahren die Welt bedeutet.

Diese Niederschriften machen heute schon ein dickes Buch aus; wenn es Sie interessiert, ich leihe es Ihnen gern. - - Sie haben gefragt, warum sich die beiden ‚duellieren‘. Ehrgeizig ist Dr. Steen. Ohne Zweifel. Aber sein Ehrgeiz ist nicht der Ehrgeiz des Normalmenschen; es ist der Ehrgeiz Luzifers. - Ich will es Ihnen an einem Beispiel zeigen: eines Morgens hatte mich Dr. Steen in ein langes Gespräch verwickelt, das die christliche Religion betraf. - In früher Stunde pflegen die Menschen solche Themen äußerst selten zu berühren. - Ein Traum, den er in der Nacht gehabt hat, wird der Grund sein, dachte ich mir. Und ich sagte es ihm auf den Kopf zu. Er zuckte die Achseln, schnitt ein finsteres Gesicht, murrte: ‚Ich habe in meinem Leben noch nie geträumt, weiß überhaupt nicht, was ein Traum ist.‘ - - Ob das eine Lüge war?“

„Weiter, weiter!“ drängte der Karierte.

„Nun, im Laufe des Gespräches kam es zu Erörterungen gewisser dunkler Stellen in der Bibel. Ich merkte, er nahm an, ich als Dr. der Theologie wisse da vielleicht besser Bescheid als ein anderer. Nebenbei: ein Irrtum. - Immerhin: ich war verblüfft über das glühende Interesse, das er plötzlich an den Tag legte. Vielleicht wurde ich damals zu weitschweifig, jedenfalls war die heftige Art, wie er mich unterbrach, sehr auffallend und paßte nicht zu seinem sonst so höflichen Wesen. Er fuhr mich an mit den Worten: ‚Was ist im tiefsten Grunde unter dem ‚heiligen Geist’ zu verstehen? Was bedeutet das: ‚Alle Sünden können vergeben werden, nur die nicht gegen den Heiligen Geist?‘“ - Ich schwieg. Und da schien es mir, als flüsterten seine Lippen: ‚Ich muß es wissen, um ununterbrochen dagegen bewußt sündigen zu können.‘“ -

„Das ist ja ein infamer Halunke!“ fuhr der Karierte auf, - setzte sofort hinzu: „Übrigens ich bin nicht religiös. - Trotzdem; lieber Freund, Sie haben sich bestimmt das alles nur eingebildet.“

„Möglich“ – Dr. Ochs strich sich den Knebelbart –, „ich will es nicht bestreiten. – Ich spielte natürlich den Unbefangenen. Dr. Steen gab sich den Anschein, als erwarte er keine Antwort, und wir kamen dann auf andere Gebiete zu sprechen.“ – – Dr. Ochs schwieg und versank in langes Grübeln.

„Und, und?“ fragte der Berichterstatter wiederholt, aber vergeblich. Nach einer Weile erwachte Dr. Ochs und redete halblaut vor sich hin wie im Selbstgespräch:

„Mag sein, daß es ganz falsch ist zu sagen, er beabsichtigt das, oder er beabsichtigt jenes! Oder, er wohnt und verkehrt hier zu diesem Zweck oder zu jenem. – Vielleicht – – *muß* er. Vielleicht gibt es eine geistige Atmosphäre, die jede menschliche Tat bestimmt – und sogar jeden Gedanken, der uns einfällt! Vielleicht ist das Haus hier gar kein totes Ding und lebendiger als wir alle. – – – Der Pfau draußen über der Tür – ist der etwa tot?“

Der Karierte konnte sich eines leisen, unbehaglichen Gefühls nicht erwehren; er drängte es zurück, lächelte krampfhaft ironisch: „Der Pfau ist ein Kunstwerk von seltener Lebendigkeit.“

„Gewiß, gewiß, das ist er. Zweifellos! Allerdings hatten meine Worte einen anderen Sinn. – Reminiszenzen. Nichts weiter. – Doch ich glaube, es ist spät. Wir sind allein. Das Kaffee ist leer geworden. – – Said, bitte zahlen!“

Ein kleiner buckliger Fellache erschien wie aus dem Boden gewachsen. Strich das Geld ein.

Auch der Herr Berichterstatter brach auf, schüttelte Dr. Ochs die Hand. Bedankte sich.

An der Tür kehrte er nochmal um: „Apropos, Herr Doktor! – Sie sagten, Sie besäßen Aufzeichnungen oder dergleichen über das Haus und wollten sie mir leihen. Das Haus und alles, was mit ihm zusammenhängt, interessiert mich jetzt ungemein. Die Sache scheint mich gar nicht mehr loslassen zu wollen. - Hier meine Adresse. Ich wohne im Hotel auf dem Marktplatz."

Dr. Ochs notierte es in sein Taschenbuch.

Verbeugte sich zerstreut.

2. Kapitel

Großmutter Wasserdampf

(Aus den Aufzeichnungen des Dr. Apulejus Ochs)

Der Herr Berichterstatter saß in seinem Hotelzimmer.

Es war spät in der Nacht. Der Lärm der Stadt war schlafen gegangen. Das Hotel schien wie ausgestorben. Nur hie und da ein Geräusch, wenn ein Gast seine Stiefel vor seine Zimmertür hinaus auf den Gang stellte.

Die Straßen lagen in halber Dunkelheit. Der Herr Berichterstatter hatte die Vorhänge des altmodischen hohen Spitzbogenfensters zugezogen: Glasscheiben werden zu drohenden Schlünden, wenn der Himmel schwarz ist und sternenlos. Man hat beständig das Gefühl: draußen hängt ein Gesicht in der Luft und späht herein.

Auf dem Tisch lag ein Stoß Hefte. Dr. Ochs hatte sie geschickt.

Der Herr Berichterstatter griff eines von ihnen heraus, zündete sich eine Zigarre an und las:

„Der nasse Fleck"

Was ich hier schreibe, liegt mehr als vierzig Jahre zurück. Es handelt von einer Toten. Von einer - „Toten", so nehme ich an. - - - Für mich ist sie lebendig; ob sie in Wirklichkeit noch lebt? Wer weiß das? Fast sechzig Jahre alt wäre sie heute, - eine alte Frau. Ist es da nicht besser, ich nehme an, sie ist gestorben?

Für mich lebt sie: ein achtzehnjähriges schönes Mädchen, schlank, mit lachenden goldbraunen Augen. In hellem Strohhut, in geblümtem Kleid.

So habe ich sie zum letzten Mal gesehen.

Immer wenn der Frühling kommt, wird ihr Bild in mir lebendig; für junge Menschen bringt er Blütenduft, Blumen und Sehnsucht – – mir bringt er ihr Bild. Sein schönstes Bild mir altem Mann.

Erinnerung! Was ist sie sonst als Auferstehung eines Lebens, für das es keinen Tod gibt!

Erinnerung ist kein leerer Schall; sie ist so wirklich wie ich selbst!

Es ist ein tröstlicher Gedanke für mich zu wissen: ich trage Felicitas' Bild in mir; in jede meiner Zellen ist es eingeprägt. Es ist ein Teil von mir. – – Nein es ist mehr!

Wenn auch mein Leib zerfällt, – es bleibt jung.

Ich glaube fest: wenn ich auch sterbe, – es besteht! Erlischt die Sonne, wenn ich die Augen schließe?! – – – Stündlich stirbt der Mensch – ist jeden Tag ein anderer: Er ist ein Toter; dennoch lebt er, weil er weiß: vor einem Augenblick war ich noch da. Er ist nur Form, die sich erinnert, – eine Bilderreihenfolge. – Die Bilder leben; er selbst ist tot. – – – – Freund Adam Trapp hat, so wie ich, „ihr" Bild in sich. – „Vater" Adam, so nennen sie ihn, weil er ist wie ein alter Mann.

Auch für mich ist er ein Greis, denn ich habe sein Bild und mein Bild vergessen – – die Bilder, die wir einst gewesen sind in unserer Jugend. Die wandernde Zeit hat sie fortgetragen in das ferne Land der Vergangenheit.

Er aber hat sein eigenes Bild wiedergefunden auf eine gespenstige Weise; es lebt zusammen mit Felicitas ein Leben der ewigen Jugend.

Hat er das Elixier der Alchimisten gefunden? – Ein Elixier, das auch „nur" ein Bild ist, – also mehr als ein chemischer Trank?

Geistesgestört ist er, so meinen sie.

Vielleicht sind wir geistesgestört, und nur er allein hat die wahre Gesundheit gefunden!

Ein Gelächter erhöbe sich, wenn ich ihnen das sagen würde; deshalb behalte ich meine Meinung für mich.

Lebt so wie ein vernünftiger Mensch? höre ich sie entgegnen.

Er wandert bisweilen durch die Stadt. Starr in die Ferne blickend. Aber er strauchelt nie. Seine Füße gehen allein. Wohl keiner, der ihm nicht für wenige Pfennige sein „graues Pulver" abgekauft hätte. „Es ist das Lebenselixier", so spotten sie und werfen es weg, nachdem sie es gekauft haben; - sie bitten ihn darum, denn jeder weiß: anbieten würde er es niemand. Sie sprechen ihn darum an, und er schüttet ihnen ein wenig davon aus einer hölzernen Kapsel, die er bei sich trägt, in die hohle Hand; sie tun es aus Mitleid, denn sie glauben, er ist ein armer Wahnsinniger, dem der Jammer um verlorenes Glück das Hirn versengt hat. - Früher haben ihm die Leute das Geld für das graue Pulver hingereicht, aber er hat immer nur verwundert darauf hingeblickt statt es zu nehmen; er hat vergessen, was Geld ist. - Jetzt steckt man es ihm heimlich in die Tasche; es ist bekannt, daß Frau Petronella daraus seinen Lebensunterhalt bestreitet. Da sie und ihr Mann alles, was sie verdienen, den Armen schenken, will man nicht, daß ihr Vater Adam auch noch zur Last fällt.

Gegessen hat das graue Pulver wohl noch niemand. Man ekelt sich davor. Auch ich scheue mich davor. Vielleicht ist es wirklich das Lebenselixier und nur Berufene haben die Gunst des Schicksals für sich, es essen zu dürfen. Woher er es nimmt, weiß kein Mensch. Ich habe ihn nie danach gefragt; ich fühle, er würde nicht antworten.

Die Kinder der Gasse behaupten, er kratze es ab von den Mauern des Hauses zum „Pfau".

Vor vierzig Jahren waren wir Jugendfreunde - er und ich - und Nebenbuhler um Felicitas. Wir haben einander darob wütend gehaßt - und sind doch die treuesten Freunde geblieben.

Er hat Chemie studiert und ich damals Philosophie. - Er bezog ein kleines Zimmer im Haus zum „Pfau", - da, wo jetzt sein „Laden" steht. - Um immer in Felicitas' Nähe zu sein, denn sie war die Nichte Petronellas, der Gattin des Uhrmachers, dem das Haus gehört.

Ich habe unten in der Stadt gewohnt, - in der kleinen Dachkammer, wo ich heute noch wohne und wohnen bleiben will, bis man mich zum letzten „Doktorexamen" hinausträgt in der Sänfte aus schwarzem Holz. - - - - Hat Felicitas ihn geliebt? Hat sie mich geliebt? - Ich glaube: ihn.

War seine Sehnsucht heißer als die meine? - - - Ich glaube: die seine. - Mein Herz will es nicht wahrhaben, aber es muß wohl so sein, wie ich - glaube. Denn er hat seine Seele verloren und wiedergefunden als Felicitas; ich habe meine Seele behalten. - Ich wollte, ich könnte tauschen mit ihm.

Niederschreiben soll ich, wie alles damals war. - Nein, ich will es nicht: „ihr" Bild darf nicht „gewesen" sein, - es muß bestehen, - soll nicht gebannt sein in einen Rahmen aus verwelkten Blumen.

Darum will ich dort beginnen, wo ich aufhören sollte, und alles „Vorher" weggeweht sein lassen, als hätte ein anderer es erlebt, - so schön es auch für mich gewesen ist.

Eines Tages war Felicitas fort.

Wohin? Warum? - - In der Stadt haben sie gesagt, sie sei von zu Hause fortgelaufen. - - - Wohin? Warum? - Ich habe mir die Ohren zugehalten, um nichts zu hören. Ich wollte nicht, daß man ihr Bild besudelt.

Petronella blieb stumm, der Uhrmacher blieb stumm; beide waren wie zu Stein geworden. - Seitdem hat niemand gewagt, sie nach Felicitas zu fragen.

Und ich, - ich habe gelernt, die Gedanken erdrosseln, wenn sie mich überfallen wollten mit ihrem ewigen „Wohin? Warum?“ - Ich habe mich zu „ihrem“ Bilde geflüchtet - habe dort Schutz gefunden vor ihnen. - Sogar im Traum.

Jetzt sind sie tot, die verfluchten Gedanken; ich habe sie alle erwürgt. - - - - -

Es heißt, es gebe einen Schmerz, der sei so sengend und furchtbar, daß ein von ihm befallener Mensch die Sprache verliert und umherläuft, - sinnlos, zwecklos trabt, trabt, trabt. Immer geradeaus. Oder im Kreis herum. - Es sei eine Fabel, habe ich geglaubt, bis ich es mit eigenen Augen sah. - Noch jetzt, wo ich dies schreibe, wird mir kalt vor Grauen.

Mein Freund - damals war er zwanzig Jahre alt - wandere ruhelos um das Haus herum - stundenlang, ohne innezuhalten - ging plötzlich ein Gerücht in der Stadt; - er sei von Sinnen.

Ich eilte den Hügel hinauf zum „Pfau“.

Ich kann den Eindruck nicht vergessen: es war Sonnenfinsternis und hoch am Mittag, - die Natur wie gelähmt vom Zungenschlag, stumm geworden in tiefer Angst vor dem toten fahlen Licht, das da oben am Firmament herabquoll von den Rändern einer schwarzen Scheibe.

Dann sah ich meinen Freund. - Den Blick irr und starr geradeaus gerichtet, umkreiste er das Haus. - Es war kein Gehen und kein Laufen, es war ein haarsträubend entsetzliches Traben - gleichmäßig, wie besessen vom Taktschlag einer unhörbaren Satanstrommel. - Wilde Tiere sieht man bisweilen so traben, - Wölfe, die vor Hunger nicht mehr wissen, was sie tun sollen; - Füchse traben so herum hinter den Eisenstäben runder Käfige - im Kreis, Tag und Nacht, unablässig, als wollten sie aus ihrer Haut herauslaufen, um der rasenden Qual des Denkenmüssens an verlorene Freiheit zu entrinnen.

Das Herz stand mir still vor seelischer Furcht bei diesem Anblick. Ich wollte den Freund aufhalten; da stürzte er nieder - sprang sofort wieder auf.

Er stand jetzt unter dem steinernen Pfau, hob langsam das Gesicht zu der schwarzen Sonne, und seine Züge verzerrten sich zu einem gräßlichen Lachen. - So lacht der Pfau mit dem Teufelskopf über der blaugrünen Mosaiktür zum Himmel empor: lautlos mit weitaufgerissenem Mund, verzehrt von der Weißglut des Hasses.

In jener Stunde begriff ich - wenn auch nicht mit dem Denken, so doch mit dem Herzen: was es für eine Bewandtnis hat mit dem Pfau und seinem Lachen.

Dann war mein Freund bewußtlos zusammengebrochen.

Ich trug ihn in sein Zimmer, lief zu dem Uhrmacher um Beistand. Als ich zurückkam, hatte sich mein Freund erhenkt. - Am Gebälk der Decke - es gelang mir, ihn noch zum Leben zurückzubringen.

Zum Leben? - Wenn atmen und wandeln noch Leben zu nennen ist, dann - habe ich ihn zum Leben zurückgebracht.

Jahre, Jahre vergingen, und jene lange Zeit hindurch sah ich niemals an ihm ein Zeichen, daß er mich erkannt hätte - oder sich erinnert, was geschehen war.

Frau Petronella hat ihn gepflegt, ihn mit Speise versorgt; er hat es hingenommen, so sagt sie, - stumm, teilnahmslos, wie ein todmüdes Tier das Futter, das ihm der Wärter bringt. -

Wir hatten längst die Hoffnung aufgegeben, daß er je wieder genesen könnte, - da, eines Tages fand ich ihn vollkommen verändert.

In der Nacht mußte die Wandlung in ihm geschehen sein, denn es war frühester Morgen, als ich ihn so traf – –: Er stand vor dem Eingang seines Zimmers in der Kreuzgasse und blickte strahlenden Angesichts in die aufgehende Sonne hinein. – – Es war ein Ostersonntag; als wäre es heute, sehe ich den Glanz des Frühlingslichts, atme die laue Luft und den Blütenhauch der Akazien. –

Ich breitete die Arme aus und wollte ihm um den Hals fallen, voll des Jubels und der Freude, denn ich sah in seinen Augen das Leuchten des Lebens und das frohe Wissen um unsere Freundschaft.

Er hielt mich sanft zurück, beugte sich zu mir und flüsterte mir mit lächelnden Lippen ins Ohr:

„Ich habe sie gefunden!"

Der Schreck zerriß mich fast: gefunden? Tot? Lebendig? Wo ist sie? – Ich wollte es herausschreien. Da sagte mir der nächste Augenblick: es kann nicht sein. – – Ich musterte scharf sein Gesicht: war er wahnsinnig geworden? War er aus schwarzer Bewußtseinsnacht erwacht, nur um hineinzutaumeln in eine andere – weiße Nacht? –

Sein Blick blieb ruhig und klar – so klar und ruhevoll und wissend, wie ich es nie an ihm gesehen hatte.

Nein, fühlte ich, so blickt ein Irrer nicht!

Er faßte mich an der Hand und führte mich in sein Zimmer.

Ein Bett, ein Tisch, ein Stuhl, ein Schrank! – Sie standen inmitten des engen Schlafraums – stehen heute noch so.

Im Hintergrund ragt eine lange, grauverwitterte Wand, an den Seiten, halbverdeckt von einem Gewinkel dreischrittiefer Nischen. – Ein seltsames kleines Labyrinth.

Die Sage geht, hier hätte einst der Alchimist gehaust.

Mein Freund hob die Hand und deutete voll Seligkeit und freudigem Triumph auf die graue Wand.

Ich blickte hin:

Ein mannshoher, nasser, fast kreisrunder Fleck!

Ich hatte schon oft von diesem Fleck gehört; jetzt sah ich ihn zum erstenmal mit eigenen Augen.

Ein nasser Fleck in einer alten Mauer, was wäre daran Absonderliches! - - - - Absonderlich ist nur: Seit Menschengedenken weiß jedes Kind in unserer Stadt um diesen nassen Fleck, und doch knüpft sich keine Historie an ihn - keine Sage, kein Ammenmärchen raunt. Sonst bilden sich Legenden schnell. Oft von heut auf morgen. Hier haben sie versagt - sind nie zu Wort gekommen. Es ist, als sei der Fleck gefeit gegen alles, was Menschenphantasie ersinnen könnte.

Drei Wochen bleibt er verschwunden, dann plötzlich erscheint er wieder - über Nacht - und trieft vor Nässe.

„Hygroskopischer Kalk", der den Wasserdampf aus der Luft anzieht, - was sollte es denn anderes sein?! - so sagen die Gebildeten. Die Ge-bildeten, die für alles und jedes im Handumdrehen eine Lösung wissen, gleichgültig, ob sie stimmt oder nicht. - Wie sonderbar es ist, daß das Wissen um diesen Fleck nicht längst erloschen ist, wo er doch - nur hygroskopischer Kalk ist und sonst nichts - das nimmt sie weiter nicht wunder.

Sein Kommen und Gehen ist unabhängig vom Gesetz der Regelmäßigkeit - so meinen wohl alle. Ich habe mich überzeugt, daß es sich anders verhält.

„Was soll der Fleck?" fragte ich, als mein Freund nur hindeutete und nicht redete.

„Es ist kein Fleck; es ist der Eingang", sagte er und lächelte verstohlen; er sah mir an, wie betreten ich wurde.

„Er redet irr", begriff ich, und es wurde mir traurig ums Herz. - Später erst erkannte ich, daß irre reden oder irre sein ganz anders ist. - Ich habe seitdem Medizin studiert und weiß genau, wie die vielen Formen von Irrsinn sich äußern. - Was es für ein Zustand sein mag, der damals in meines Freundes Bewußtsein Platz zu greifen begonnen hat? Kann ich Rechenschaft legen(!) über etwas, was hinausreicht über meine Fähigkeit, es nachzuprüfen? Ist nur das Wirklichkeit, was die Vielheit der Wesen gemeinsam wahrnimmt oder wahrnehmen - könnte? Bin ich berechtigt zu sagen: das da, oder jenes sind Träume, Wahnvorstellungen oder Täuschung, weil ein anderer allein der Wahrnehmer ist? - Nein ich darf und will es nicht sagen; auch nicht, wenn das, was ich da höre aus eines einzigen Menschen Mund - Hohn spricht aller Erfahrung. - - Ich kann nur schweigen und bei mir denken: *ich* weiß nicht.

„Eingang? Wie meinst du es?" fragte ich meinen Freund, - wich seinem Blick aus; ich wollte nicht, daß er meine Trauer sähe - oder meinen Zweifel an seinem Klarsein.

Doch er durchschaute mich gar wohl. - Aus dem erzwungen festen Klang seiner Stimme fühlte ich deutlich heraus: er merkt genau, was in mir vorgeht; er spricht fast wie ein Befehlender, um den Zweifeln zuvorzukommen, die, wie er voraussieht, in mir aufsteigen müssen, wenn er schildern wird, was ihm begegnet ist.

Und er erzählte in kurzen hervorbrechenden Sätzen:

„Heute nacht fuhr ich aus dem Schlaf empor - ihre Stimme hat mich gerufen.

Ich weiß, ich habe viele Jahre geschlafen. - Ich muß ein alter Mann geworden sein, fiel mir ein. Da sah ich: ich bin ein Jüngling geblieben; wie einst: ich habe des Welken des Leibes verschlafen.

Eine Erinnerung hauchte mich an: hat mir nicht soeben ein Greis in antikem Gewand aus einem Becher zu trinken gegeben? - - Ich griff an meine Lippen: sie waren noch feucht.

Vollmond scheint, sah ich und trat ans Fenster. Die Gasse war hell, aber es war nicht der Mond: die Sonne hat geschienen um Mitternacht.

Ich wandte mich um und sah den Fleck an der Mauer. - Als ich aufstand, war er noch nicht dort, das weiß ich gewiß.

Ich bin hineingegangen wie in eine offene Tür. - Ich hab's gekonnt, weil „sie" mich gerufen hat; ihre Stimme hat mich lebendig gemacht.

Ich bin hineingegangen - nicht im Geiste, nein: so wie ich bin. - Wer lebt, der kann alles. Nur die „Toten" sind gebunden; sie haben vergessen, was sie konnten, als sie noch lebendig waren.

Ihr alle seid tot, nur wißt ihr's nicht. - Auch du, Freund Apulejus! - Siehst du denn nicht, daß du verwesest wie ein Leichnam? - Du nennst es „altern". Kann jemand verwesen, es sei denn ein Leichnam? - - - Es wird gesäet verweslich und wird auferstehen unverweslich.

Ich war eingetreten, da wußte ich: die Mauer ist ein Zimmer.

Felicitas kam mir entgegen. - Sie hat mich umarmt und geküßt; ich fühlte kein Glück. - Glück fühlen, heißt: es nicht haben. Wie kann man Glück fühlen, wenn man es selber geworden ist!: Felicitas."

Mein Freund schwieg plötzlich und starrte den kreisrunden Fleck an, als sähe er dort etwas.

Meine Augen hingen erwartungsvoll an seinen Lippen. - Seine Rede hatte mich erschüttert von Kopf bis zu den Füßen. - Ich konnte nicht sprechen. - - Sind das wirklich Worte einer Sprache gewesen, die ich gehört habe? Ob es nicht Bilder waren? - Bilder aus Worten? Bilder, die man hört - auf unbegreifliche Weise -, statt sie zu sehen? - Bilder einer Welt, die uns „Leichen" verschlossen ist? - - - Hinter allen Dingen stehen - die Bilder! - - - Ich mußte an die geheimnisvolle „Wiedergeburt" denken, von der die christlichen Mystiker schreiben: die „Wiedergeburt" ist das Leben in Gott, und bei Gott sind alle Dinge möglich.

Mein Freund fuhr halblaut fort, aber das Schneidende in seiner Stimme war plötzlich stumpf geworden und der Glanz in seinen Augen begann zu erlöschen - -:

„Am Tisch vor einer Lampe saß eine steinalte Frau und strickte an einem grauen Strumpf; er hing mit einem Ende aus der Vergangenheit heraus.

Sie nickte zum Gruß, als ich eintrat, wandte aber den Blick nicht von den Stricknadeln. - ‚Sie dürfen nicht stille stehen, ich kann sie nicht aus den Augen lassen, entschuldigte sie sich, - sonst stünde auch dein Herz still, mein Sohn, und das darf noch nicht sein! - Hier ist das Zimmer der wirklichen Gegenwart, mein Sohn. Die Gegenwart ist für alle Wesen, die tot sind, weil sie nicht wissen, was das Leben ist, ein verborgenes Geheimnis. Die Gegenwart ist für die Wesen der Erde unfaßbar, denn sie leben nicht in der Wirklichkeit. Könnten sie die Gegenwart fühlen, so hätten sie auch den Eingang zur Ewigkeit, denn die Gegenwart ist nichts anderes als die Ewigkeit, darinnen das wahre Leben steht.‘

‚Es ist Urgroßmutter Wasserdampf‘, flüsterte Felicitas mir zu; ‚sie ist unser aller Urgroßmutter; wenn sie nicht wäre, wären wir alle nicht; es ist auch kein Strumpf, wie du glaubst, an dem sie strickt, sondern ein graues Band; es hat keinen Anfang und nimmt kein Ende und wird dennoch einmal ein Kreis. So sagt sie immer. Wenn ich aufhören würde zu stricken, so sagt sie, gäbe es nur Gegenwart, aber es ist nicht der Wille des Lebens, daß der große Uhrmacher die Hände sinken läßt. Ich weiß nicht, was sie damit meint. Ob sie den Onkel Güstenhöver damit meint? - Ich habe ihr gestanden, daß wir uns so gerne heiraten möchten, aber sie hat das, scheint es, längst gewußt. - Wie kannst du nur so dummes Zeug reden, Felicitas! hat sie mich ausgescholten, heiraten, das tun doch nur die Toten! Oder willst du vielleicht alt werden wie die Toten, Felicitas? Warum hießest du denn dann Felicitas! Glück muß jung bleiben! Einander heiraten, das heißt soviel wie: zwei bleiben. Eine Ehe schließen, das ist etwas anderes; das ist das: Einswerden. Was zwei bleibt, das altert und stirbt, denn es steht außerhalb der verborgenen Gegenwart." Also laß mich eine Ehe schließen, Urgroßmutter, habe ich gebettelt; denn ich sehne mich so nach dir, Adam. Aber das will ich doch selber, Felicitas! hat mich die Urgroßmutter getröstet; deswegen habe ich dich vom Onkel weg zu mir ins Zimmer der Gegenwart genommen, damit die Zukunft dir nichts anhaben kann, mein Kind! Das geschieht nur sehr wenigen auf Erden! Und damit du mit Adam eine Ehe schließen kannst, habe ich dir doch erlaubt, ihn wachzurufen. – Wann, wann, wann wird es sein, Urgroßmutter? habe ich dann immerwährend gefragt. Ich kann es nicht erwarten, mit Adam vereint zu sein! – – – Und weißt du, Adam, was sie dann jedesmal sagt! – –: Warten heißt: nicht finden können; du mußt das Warten vergessen, Felicitas! Das Warten vergessen heißt: gefunden haben! – – Verstehst du das, Adam? – – Und dann tröstet mich die Urgroßmutter abermals und sagt: es ist noch nicht Zeit zum Ehering, mein Kind, erst muß dein Adam den Tingierstein gefunden haben und nicht bloß von ihm wissen; und der Tingierstein – paß gut auf, Felicitas – der Tingierstein, das ist der Stein, der aus Blei Gold macht und aus Toten lebendige Menschen. Blei verwittert, Gold nicht, mein Kind." – – – – –

Die Stimme meines Freundes war leiser und leiser geworden; seine letzten Worte hatte ich kaum mehr verstehen können. Er ist von der Bewußtseinsebene des weißen Glanzes herabgeglitten auf die tiefere des Farbenspiels, begriff ich, als ich im Geiste den ersten Teil seiner Rede mit dem zweiten verglich. Und was in seinem Gesicht deutlich für mich geschrieben stand, als ich ihn forschend ansah, um in seiner Seele zu lesen, bestätigte mir, daß ich recht hatte: ein rührender Ausdruck von – Kindlichkeit lag jetzt darin. – – – Kinder kommen her aus dem Reiche des weißen Glanzes – dem Reiche der Ursachen und der ewig bestehenden Bilder –, dann gleiten sie hinab ins Reich des „Pfauenschweifs" – ins Land buntschillernder Farben, Phantasien und Märchen; dann stürzen sie auf die kalte Erde starrer Gesetze und vergessen beim Fall, woher sie gekommen sind.

Nur an das Reich des „Pfauenschweifs" erinnern sie sich dunkel; – darum hören sie Märchen so gern. Vergessen auch diese, empfinden sie nicht mehr, erkennen nicht mehr ihren Sinn, – – denn sie werden erzogen von den Eltern zu – wandelnden Leichen.

Derselbe Vorgang des Sinkens von Ebene zu Ebene, von Stockwerk zu Stockwerk, hat sich soeben bei meinem Freunde vollzogen, verstand ich: er wird sich noch weiter vollziehen; wohl ihm, wenn er wieder emporfindet!

Ich überlegte, ob ich ihn drängen sollte, seine Erzählung fortzusetzen, da brach er plötzlich in Tränen aus, faßte meine beiden Hände und schluchzte.

„Ach, Apulejus, wenn ich dir nur geben könnte von meinem Glück! Ich hätte dir so unendlich viel zu sagen, aber wie kann ich es denn in Worte fassen! Da sind Dinge, die werden zu Nebel, wenn ich sie einfangen will mit Worten; sie sind zu hell und die Worte zu schwarz! – – Alles Glück der Welt ist jetzt mein Ich geworden, so wie ich früher all ihr Jammer war; nur ausstrahlen kann ich es nicht. Weißt du noch: die Sonne damals?! Sie war nur Licht für sich selbst, nicht für die andern: eine dunkle Scheibe stand davor."

„Und was wirst du jetzt tun, Adam?" fragte ich ins Ungewisse, denn ich wußte nicht, was ich erwidern sollte.

„Tun?" – in seinen Augen leuchtete es seltsam auf – „tun? Über alles ‚tun' bin ich hinaus. Ich werde schlafen, wenn der Fleck verschwindet, und erwachen, wenn er erscheint und abermals zur Türe wird. Schlafen ist kein ‚tun'. *Ich* tue nichts."

„So wirst du wieder wandern wie ein Lebloser? So wie bisher? - Bis - bis die Türe wieder offen ist?" - forschte ich.

Er nickte froh.

„Kannst du mir nicht sagen" - fragte ich weiter - „wie ist es, weißt du genau, was du vorhast, wenn du so wanderst? Weißt du, warum du gelegentlich die Hand hebst oder die Füße? Hörst du, was man dir sagt?"

Er dachte lange nach. - „Nein, Apulejus, so ist es nicht. Nur ähnlich. Der andere" - er fuhr mit den Händen an seinem Körper herunter - „der da, der andere - weiß wahrscheinlich, was geschieht, und handelt auch danach, glaube ich, aber was habe ich mit ihm zu schaffen? Dein Schatten bewegt sich doch auch, Apulejus, und dennoch weißt du nur, was er tut, wenn du hinschaust! Was dir dein Schatten ist, das ist mir mein Körper - ist zwar ein Teil von mir und doch ein anderer. Was geht mich der ‚andere' an? - Vielleicht hat er sich damals erhenkt und ist getrennt von seinem Kopf durch einen Strick um den Hals! - Ob er wandert oder spricht oder antwortet - ich weiß es nur, wenn ich ihn anschaue. Aber weshalb sollte ich ihn anschauen? Er ist doch alt und häßlich! Und ich bin jung."

„Und ich - bin - jung!" - wie fremdartig hatten seine letzten Worte geklungen - „und - ich - bin - jung!" - - Ich fuhr zusammen: war das nicht der Klang seiner Stimme, wie sie gewesen war vor vierzig Jahren?! Ein Schwindelgefühl ergriff mich, und ich faßte nach der Kante des Tisches, um nicht zu fallen.

Was war das! - - wie vorhin starrte er unverwandt auf den Fleck an der Mauer.

Und dann - dann ging er mit festem, schnellen Schritt auf die Mauer zu - -

„Um Gottes willen: er glaubt, es ist dort wirklich eine offene Tür“ - durchfuhr’s mich wie ein Blitz, - „jetzt, jetzt wird er anprallen - zurücktaumeln!“

Ob ich in diesem Augenblick das Bewußtsein verlor und nur zu sehen wähnte, was ich sah? - - -

Heute freilich möchte ich es mir so zurechtlegen - möchte mir einreden, ich hätte einen Bruchteil einer Sekunde lang - geträumt. - Es bleibt mir nichts anderes übrig, als mir es einzureden, außer - ich müßte an Dinge glauben - -

Auch Petrus ist einst durch eine Mauer hindurch gegangen, so heißt es in der Schrift! Wie dieser Satz sich in mich eingefressen hat seit jenem Erlebnis in Adams Zimmer!!

Eines weiß ich: ich hatte urplötzlich die Empfindung, irgend etwas drehe sich in mir um meine eigene Achse und ich falle sodann mit rasender Geschwindigkeit in einen Abgrund. Aber alles ging so unfaßbar schnell vor sich, daß ich heute noch sagen muß: der Vorgang lag nicht innerhalb des Zeitbegriffs. Er war vorbei, fast - ehe ich ihn spürte.

Keine Sekunde hatte ich dabei meinen Freund aus dem Gesicht verloren. Ich sah: er hob den Fuß zum letzten Schritt und - - - - -

Ein Licht, das blitzschnell erlischt, ist für unsern Blick verschwunden, aber nicht für unsere Augen! Wir sehen es noch für eine kurze Weile auch bei geschlossenen Lidern; es ist wie eine Erinnerung der Nerven - eine Erinnerung, die bisweilen greller sein kann, als das Licht selbst gewesen ist. - - So ähnlich war das, was ich damals sah: mein Freund - ging - in - die - Mauer - hinein und - verschwand!!

Dann abermals das seltsame Gefühl des Fallens. Nur diesmal meßbar mit Zeitbegriffen. So schien es mir. Darauf ein langsames Wiederemporsteigen, als tauchte ich aus Wassertiefen an die Oberfläche meines altgewohnten Daseins.

War ich ohnmächtig geworden? Warum bin ich dann nicht zu Boden gestürzt? - - -

Als ich wieder klar denken konnte, stand ich aufrecht da - genau wie vorher, mich mit der Hand an der Tischkante haltend.

Das Zimmer war leer - mein Freund verschwunden.

„Er ist fortgegangen. Auf die Straße hinaus! Natürlich! Was sonst! Gewiß. Gewiß. Was sonst! Was sonst!“ so könnte ich jetzt schreiben - - aber ich bringe es nicht aus der Feder. - - - - Auch Petrus ist einst - - -

Als ich meinen Freund Adam Trapp am nächsten Tag besuchen ging, war er wieder der Wahnsinnige, für den man ihn in der Stadt hält. - Er erkannte mich nicht mehr - wenigstens schien's mir so. - - -

Der Fleck an der Mauer war verschwunden; in regelmäßigen Zeitabständen kehren sie wieder: der Fleck an der Wand und mein „alter“ - - junger Freund.

Das gespenstische Begebnis hat sich nie mehr wiederholt. Keiner von uns berührt es auch nur mit einem Wort, wenn Adam „erwacht“ ist und wir beisammen sind. Was mir Adam dann erzählt? - - Nichts mehr aus dem Reich des weißen Glanzes.

Aber viel Liebliches, Kindliches und Schönes von Felicitas, dem Glück und der Urahne Wasserdampf.

Der Herr Berichterstatter legte das Heft des Dr. Ochs auf den Tisch zurück - behutsam, fast zärtlich. Blickte sinnend vor sich hin. Bitternis war in sein Herz eingezogen.

„Arme Narren nennt man solche Leute“, flüsterte er in sich hinein - setzte wehmütig hinzu: „Arm! Arm? Arm bin doch ich! Mein Leben ist armselig, ihres ist reich! Ich wollte, ich wäre auch ein solcher - Narr!“

Seine Augen glitten über das geschmacklose Tapetenmuster an den Zimmerwänden hin: stilisierte, schäbige Blumen - eine neben der andern, eine über der andern, vom Fußboden bis hinauf zur Decke - mit albern verschnörkelten Rankenärmchen zum Reigen verschlungen, - Blumen, die keine waren, ein Tanz, der keiner war, von einem Maler erschaffen, der keiner war.

„So wie mein Leben!" dachte der Herr Berichterstatter und nickte traurig. - - „Was er nur meinen mag mit dem Reich des ‚Pfauenschweifs', dieser Dr. Apulejus Ochs?" wagten sich sondierende Gedanken an ihn heran, - „ob er wohl selber glaubt, daß es so etwas in Wirklichkeit gibt? - Oder - oder hat er es vielleicht nur für mich zusammengestellt, um den Schriftsteller zu spielen? So etwas tun sie alle gern und kommen nachher mit der Bitte angeschlängelt, das Manuskript der Redaktion zu empfehlen" - er nahm mißtrauisch das Heft wieder vor und prüfte die Schrift, wischte mit nassem Finger darüber hin - „nein: alte Tinte. Längst eingetrocknet. Vor Jahren niedergeschrieben. Merkwürdig bleibt nur, wie er mir als Fremden so intime Reminiszenzen zur Einsicht überlassen konnte! So etwas behält man doch für sich. Aber was ist denn das? Da liegt ja ein Zettel in dem Heft!" Und der Herr Berichterstatter las: „Sehr geehrter Herr! Ich bitte Sie, den ersten Teil des Heftes, betitelt: Urgroßmutter Wasserdampf, nicht zu lesen. Ich lege das Heft Ihnen nur deshalb vor, weil in der zweiten Hälfte manches enthalten ist, was Sie interessieren dürfte."

„Es sind also doch nicht für mich bestimmte Mitteilungen gewesen" - brummte der Herr Berichterstatter, „jetzt klärt sich die Sache ja auf. - - Hm. Merkwürdig, er glaubt also tatsächlich an all das! Hm. Er ist doch ein studierter Mann und weiß eine Menge Dinge, von denen andere Menschen keine Ahnung haben; er lebt nur den Wissenschaften - wie käme er auch dazu, sich selber etwas vorzuphantasieren! - Hm. - Apulejus! Hm. So heißt man doch nicht! Wahrscheinlich war schon sein Vater ein Narr. Man gibt seinem Kind doch nicht einen solchen Namen - Wenn ich ein Kind hätte - - -“ - - Die Gedankenreihe des Herrn Berichterstatters kam ins Wanken -: eine blasse, kleine, verwelkte Erinnerung hatte sich hervorgewagt -; der Herr Berichterstatter schob die Brille auf die Stirn und bedeckte die Augen mit den Händen: „ja, ja, Sofie! Seh ich es wieder, dein armes, blaues, verschossenes Kleidchen! Die vertretenen, geflickten Schuhe. Und dein bleiches, mageres und doch so liebes Gesichtchen. - O Gott, wie lange ist das schon her! Wie tausend Jahre. - Und ich: Tertianer. Mit roter Kappe auf dem Kopf“ - er strich sich über die Glatze - „- war verliebt bis über die Ohren und hab sie angeschwärmt; sie und - den Mond. Und Gedichte gemacht. - Von der Zukunft haben wir gesprochen und vom Heiraten. Ja, auch wir. So wie wohl auch dieser Adam Trapp und seine Felicitas. Haben uns ewige Treue gelobt. Ja, ja. - Und dann hat sie - Näherin werden müssen. Hat nicht mehr auf mich gewartet, wenn ich aus der Klasse kam. - - Und die vielen Nächte, die ich in Qual durchwacht habe. Wie sind doch die Leiden eines hilflosen jungen Menschen so grauenhaft! Hab mir den Schädel wund gegrübelt, wie ich reich werden könnte, um ihr zu helfen. - - Dabei der ewige Xenophon, der Julius Cäsar und die übrigen verfluchten alten Hunde! - Bin natürlich durchgefallen. - - Sofie! Schwindsüchtig ist sie geworden, gestorben. - Hab nicht einmal zu ihrem Begräbnis gehen können - hab nachsitzen müssen - wegen nichtgenügender Kenntnisse aus Religion! - Der Pastor und der liebe Gott haben nicht gewußt, daß ich gern mein Herzblut gegeben hätte, hinter ihrem Sarg gehen zu dürfen. - Hätten's wohl auch nicht erlaubt, wenn sie's gewußt hätten; ich war doch erst Tertianer! - Ein Tertianer ist doch noch kein Mensch; er muß es erst lernen! - - - Und jetzt ist - sie ganz zum Gerippe geworden!“ - - Dem Herrn Berichterstatter stieg es plötzlich heiß in die Kehle; er riß mit beiden Händen an seinem Kragen - - „schauderhaft! Schauderhaft! Schauderhaft!“ - wollte er in jäher Verzweiflung hinausschreien. Aber er hielt die Lippen fest geschlossen: es ziemt sich nicht, mitten in der Nacht in einem Hotel zu brüllen. Schauderhaft!

Er versuchte eine andere Schublade seiner Erinnerungen aufzuziehen, um nach froheren Bildern zu suchen. - - Nichts als Staub!

„Ich muß die Ofentüre aufmachen und mit dem Schürhaken in der Glut herumstochern, dann wird es besser werden, und ich sehe vielleicht freundlichere Gesichter“, sagte er sich; eine Art sentimentaler Melancholie hatte die Flamme seines echten Schmerzes bereits erstickt.

„Das hat man in früheren Zeiten getan, als es noch Kamine gab; jetzt geschieht es nur in Romanen, Phrase! Phrase!“ - höhnte eine zwirnsdünne Stimme in ihm.

„Ach was Phrase!“ - redete er es sich sofort aus. „Warum soll ich denn nicht stochern? Kamin!? Ein Ofen tut’s auch!“ - und er spähte in die dunkeln Ecken des Zimmers:

„Aha, dort. Der Wandschirm!“ - er stand rasch auf, schob den Wandschirm zur Seite:

Kein Ofen da! - - - Das Hotel hatte Zentralheizung.

Verstimmt und gekränkt ging er zum Fenster, öffnete Vorhang und Luke, blickte hinab: die grimme Kälte war gebrochen - der Schnee geschmolzen.

Er spuckte den glimmenden Zigarrenstummel im Bogen in die Nacht hinaus - sah ihn Funken stieben unten auf dem Pflaster.

In der Ferne: der Hügel mit dem Haus zum „Pfau“. - Silhouetten in schwarzer Luft.

Leuchtende Punktreihen die Straße hinauf - Plätze,

Gassen kreuz und quer: Wie eine auf die Erde herabgeflatterte Sternchenschar - Lichtspatzen des Weltraums, zu Besuch gekommen, um heimlich alles zu begucken. - - - - Wenn's hell wird, - ehe sich die Menschen noch den Schlaf aus den Augen reiben - sind sie längst wieder hinaufgeflogen und lassen die Leute im Glauben, sie seien Laternen gewesen.

Dunkler Nebel deckt die schlummernden Häuser zu: Wasserdampf der Erde. Hoch oben gähnende Finsternis.

Der Herr Berichterstatter fröstelte, und er will das Fenster schließen. Da hört er ein dumpfes Brummen in der Luft. - Ein ungeheurer fliegender Fisch mit weit ausgebreiteten Flossen schwimmt durch die Tiefe des Raumes. Der Zweidecker Dr. Ismael Steens.

Er kreist über der Stadt. Wendet sich. Verschwindet, als hätte ihn der dunkle Abgrund verschlungen. Wie auf Zauberschlag ist er wieder da - trägt seine Umrisse siegreich durch die Finsternis. - Ein kleines Fünkchen blitzt grell auf an seinem Bauch und wirft einen schimmernden Lichtkegel durch das Dunstmeer hinab. Wo er auffällt - bald auf dieses Dach, bald auf jenes - da fährt das getroffene Haus jäh aus dem Schlaf, steht plötzlich da, in weiße blendende Helle getaucht, mit lodernden Fenstern und hat einen riesigen spitzen Clownhut aus Licht auf dem Kopf; im nächsten Augenblick schon hat die Nacht es wieder gefressen, und der launenhafte stählerne Fisch setzt einem andern die Trichtermütze auf.

Dann fliegt er den schwarzen Hügel hinauf, umschwimmt das Haus zum „Pfau“, gießt alles Licht aus, senkt sich nieder und verschwindet mitsamt der Helle.

„Der Teufel“, murmelt der Herr Berichterstatter und schlägt das Fenster zu.

Er kleidet sich aus, zieht einen karierten Pyjama an, sitzt noch lange trübselig auf dem Bettesrand und lauscht - wider Willen - ob das Brummen nicht wiederkehrt.

Aber alles bleibt still; nur das Sausen in den Ohren hört er, - das Brausen des Blutes, das der alternde Mensch vernimmt, wenn er horcht, und nur im Lärm des Tages vergißt - das unablässige, drohende, ferne ferne Sausen vom Flügelschlag des aus den Schlünden der Zeit her langsam sich nähernden Raubvogels „Tod". -

„Warum eigentlich noch niemand das graue Pulver dieses sonderbaren Kerls, des Adam Trapp, eingenommen hat?" überlegt der Herr Berichterstatter - „was wäre denn dabei? Giftig kann es doch nicht gut sein! Freilich, ekelhaft ist es. Er kratzt es von der Mauer ab. Was, wenn er es ganz unten abkratzt? Da, wo immer die Hunde - - - - Pfui Deibel! - Aber schließlich: was frißt man nicht alles an Dreck tagtäglich in sich hinein! - Hm. Was kann da sein? Ich werd's probieren."

Er knipst das Licht entzwei, streckt sich aus - nimmt den Entschluß, das graue Pulver zu essen, eine Strecke Wegs in den Schlaf hinein.

Wahrscheinlich ist auch ein kleinwinziges Fünkchen Hoffnung auf Wieder-Jungwerden mitgegangen, denn hie und da flattern allerlei ungewohnte Traumgebilde auf: einmal fühlt sich der Herr Berichterstatter gefangen in ein kariertes Drahtgeflecht, das ihn fest umschließt wie ein Anzug, dann wieder hat er einen leuchtenden Zuckerhut auf und weiß nicht: soll er sich ärgern? Hat ihn Dr. Steen zum dummen August gekrönt? - Aber die Traumgestalt des Dr. Steen beruhigt ihn - erkennt ihn an als hochachtbaren Berichterstatter einer berühmten Berliner Zeitung, mit dem man sich derlei verwegene Spässe niemals erlauben würde! Im Gegenteil: Herr Dr. Ismael Steen ist urplötzlich ein überaus netter Mensch und mit Wohlwollen angefüllt; er warnt sogar ausdrücklich, das graue Pulver einzunehmen, - es sei auch gar nicht grau, sondern gelb, und dann könne man auch nicht wissen, ob nicht die Gefahr einer - Ansteckung damit verbunden sei! - Hingegen der Dr. Ochs hat sich in einen gefährlichen Halunken verwandelt; er reitet wie der Don Quichotte daher, aber nicht auf einem Pferd, sondern auf einem goldenen Esel, und rennt mit der Lanze kreisrunde Türen ein, die sich von selbst in einer Mauer bilden.

Dann wird das kleinwinzige Fünkchen Traumhoffnung matter und matter.

Wie könnte auch ein solch jämmerliches Ding auf die Dauer eine so tiefe ungeheure Nacht bekämpfen, wie der Schlaf eine ist!

Es erlischt. Der Herr Berichterstatter hat mit einem Mal total vergessen, wer er eigentlich ist.

Seine Lippen babbeln ein Wort; es scheint der Name Sofie zu sein. Aber er selbst weiß es nicht.

Es wird auch nicht lange dauern, so werden Tränen hinter seinen Augenlidern hervortropfen und das Kopfkissen durchnässen.

Er selber wird darüber sehr erstaunt sein, wenn er erwacht und es - noch im Halbschlaf befangen - bemerkt; er wird im ersten Moment glauben, es sei das der gewisse feuchte Fleck in der Mauer, der in Wirklichkeit natürlich gar nicht existiert.

3. Kapitel

Ismene

Vom großen Turm der gotischen Marienkathedrale dröhnt ein dumpfer erzener Doppelruf, schwebt mit vibrierenden Schwingen durch die feuchtkalte tote Nachtluft und weckt die erstarrten Glocken der anderen Kirchen, so daß sie - erst leicht erschauernd unter dem

Anprall der tönenden Welle - echohaft einfallen mit leisem, mit lautem, mit hohem, mit tiefem, mit fernem, mit nahem: J a a a - J a a a.

Die zweite Stunde nach Mitternacht - die Gespensterstunde der Asiaten.

Dann hebt das stumme Warten wieder an, - das Harren, das Hoffen, das Fürchten: was wird die Zeit bringen?

Geräuschlos, mit weißglühenden, weithin leuchtenden Augen, huscht ein Ungeheuer - ein Delphinkopf, fast ohne Leib und die Schwanzflosse quergestellt, die mit Laternen besäumte Straße den Hügel hinauf: ein Reiseautomobil, ein Stromlinienwagen mit den ihm eigenen fremdartigen Formen eines vorsintflutlichen Fabeltieres. In den Seiten des grotesken Schädels eine Reihe erhellter Fensterchen, innen bespannt mit weißseidenem Vorhang, darauf der Schatten eines Frauenkopfes in schleiernden Umrissen wie ein schwarzer Hauch.

Vorn in der Stirn des Drachenhauptes ein ungeschlachter Klumpen mit riesigen Pranken, die unvermittelt, als fehlten die Arme, aus der Brust herauszukommen scheinen und einen Reifen halten: der Chauffeur auf dem Führersitz, in zottige Pelze gehüllt.

Der Wagen biegt durch ein kleines, wintererstorbenes Gehölz mit verlassenen Krähennestern in dürrem Geäst auf die Salnitergasse zu. Der grelle Schein aus seinen Nüstern übergießt den Weg mit blendendem Glanz, ehe er ihn - das schimmernde Band - in seinen Rachen hineinfrißt.

Der dunkelmassige Würfel des Hauses zum „Pfau“ wächst aus dem Boden.

Aus den Ritzen der mit Holzläden verschlossenen Fenster stechen Feuernadeln, als brenne es innen.

Matter, phosphoreszierender Dunst quillt aus dem Glasdach empor in das Nebelmeer.

Langsam umschleicht das Automobil das Haus; seine beiden Augen hat es niedergeschlagen, ein drittes reißt es plötzlich auf, weit greller noch, als die beiden andern gewesen sind. Sein Blick durchbohrt die Finsternis. Fährt die Mauer entlang, oben, unten. Prallt zurück von der aufglitzernden Mosaiktür. Schlägt für eine Sekunde dem Pfau die Nachtmaske vom grinsenden Teufelsgesicht. Späht weiter nach einem Eingang.

Kahle Mauern, kein Tor, kein Fenster. - Das Automobil biegt um die Ecke.

Die Tür des Uhrmacherladens ist geschlossen, aber Lichtschimmer hinter ihrer Milchglasscheibe verrät, daß die Bewohner noch wach sind.

Der Chauffeur steigt ab, - vermummt, ein Grislybär - klopft: Frau Petronella öffnet. Ihr weißes volles Haar glänzt wie Schnee beim Schein der friedlich glimmernden Wagenlaternen.

Der Uhrmacher Güstenhöver sitzt mit stillem Gesicht an einem kleinen Ahorntisch - hebt nicht einmal den Kopf, als er die Frage hört: wo ist der Eingang zu Herrn Dr. Steens Wohnung?

Er hält mit seinen schönen, schlanken Fingern eine Lupe vors Auge und betrachtet ein kleines, goldenes, edelsteinglitzerndes Ding mit so gespannter Aufmerksamkeit und Teilnahme, als sei es ein krankes Lebewesen, dessen Herzschläge er zählen müsse. In seinen Mienen liegt es wie kindliches Mitleid: armes Geschöpfchen, hat dein Puls nicht mehr Schritt halten können mit der erbarmungslos dahinrasenden Zeit!

Auf einem Bord, bezogen mit rotem Sammet, liegen ihrer wohl an die Hundert - aus blauem, aus grünem, aus gelbem Email - juwelengeschmückt, graviert, gerippt, glatte und gekerbte, manche flach, manche wie Eier. Man hört sie nicht - sie zirpen zu leise, und doch fühlt man: die Luft, die über ihnen schwebt, muß lebendig sein von dem unhörbaren Geräusch, das sie von sich geben. Vielleicht rast dort der Sturm eines Zwergenreichs.

Auf einem Postament ein kleiner Felsen aus fleischfarbenem Feldspat, geändert, bunte Blumen aus Halbedelsteinen wachsen darauf, und der Knochenmann mitten unter ihnen, als plane er nichts Böses, mit der Sense, wartet nur darauf, sie abzumähen: eine „Tödleinsuhr" aus romantischem Mittelalter. Das Zifferblatt ist der Eingang zu einer Höhle, darinnen Zahnräder starren. Kein Zeiger, keine Stundenzahlen, nur rätselhafte Zeichen, im Kreise geordnet: der Tod hat seine eigene Zeit; er will nicht, daß man es vorher weiß, wann er die Ernte beginnt. Wenn er mäht, dann schlägt er mit dem Griff seiner Sense auf die feine Glasglocke, die neben ihm steht, halb Seifenblase, halb wie der Hut eines großen Märchenpilzes.

Bis hinauf zur Decke des Zimmers sind die Wände behängt mit Uhren, mit Uhren. Alte mit stolzen ziselierten Gesichtern, kostbar und reich; gelassen die Perpendikel schwingend, predigen sie in tiefem Baß ihr ruhevolles Tak-Tak. In der Ecke eine in gläsernem Sarg, ein aufrechtstehendes Schneewittchen, tut, als schliefe es, aber ein leises rhythmisches Zucken mit dem Minutenzeiger verrät, daß es nichts aus den Augen läßt. - Andere, nervöse Rokokodämchen - das Schlüsselloch als Schönheitspflästerchen - sind mit Zierat überladen und ganz außer Atem, so trippeln sie sich ab, einander den Rang abzulaufen. Daneben die winzigen Pagen, sie kichern dazu und hetzen: Zick, Zick, Zick.

Dann eine lange Reihe, strotzend in Stahl, Silber und Gold, wie schwer geharnischte Ritter; sie scheinen bezecht zu sein und zu schlummern, denn bisweilen schnarchen sie laut auf oder rasseln mit ihren Ketten, als ob sie mit dem Gotte Kronos selbst einen Strauß auszufechten gedächten, wenn sie ihren Rausch ausgeschlafen haben werden.

Auf einem Sims ein Holzknecht mit Mahagonihosen und funkelnder Kupfernase sägt, sägt, sägt drauflos, zersägt die Zeit in Sägespäne.

Alle, alle sind sie einst krank gewesen; Uhrenarzt Hieronymus, der Geduldige, der Besorgte, hat sie wieder gesund gemacht.

Und alle können sie jetzt wieder acht geben, jedes auf seine Weise, daß keine Minute verloren geht und sie die Gegenwart nicht unbemerkt entschlüpfen lassen.

Nur eine, - sie hängt ganz in der Nähe des treuen Arztes - eine alte Jungfer aus den Tagen des Barock, mit rosa geschminkten Bäckchen, - die ist stehen geblieben - oh Gott - eine Sekunde vor sieben.

„Tot ist sie“, meinen die andern, aber sie irren. „Einmal im Tag hab ich doch recht“, denkt sie bei sich, „nur merkt es dann niemand und ich selber kann es nicht sagen.“ Heimlich hofft sie dabei: Herr Professor Güstenhöver wird sich meiner erbarmen; er ist nicht so, wie die Männer sind, er wird mich untersuchen, wenn niemand dabei ist, wird mich an der Hand nehmen und sagen: Mägdlein, stehe auf und wandle! Dann werde ich sein wie eine Braut und wieder tänzeln, tänzeln, tänzeln können. - -

„Bitte, wo ist hier der Eingang zu Herrn Dr. Steens Wohnung?“ wiederholt der Chauffeur seine Frage. „Sie müssen an die Ostfront des Hauses fahren!“ - Frau Petronella deutet mit der Hand in die Richtung - „und die Klinke des Gartentors hochheben, dann öffnet der Pförtner.“

Der Chauffeur bedankt sich und geht.

Kaum hat er die Tür hinter sich geschlossen, da kommt plötzlich Leben in das Tödlein; es mäht, es mäht, - klopft dabei mit dem Sensengriff auf die haardünne, gläserne Glocke, daß es aufklingt rasch und leise wie fernes Meisengezwitscher: singsingsingsingsing-sing-sing. - Uhrmacher Güstenhöver schaut auf, blickt seine Frau an -

und sie ihn. – Seit sie hier steht, hat sie keinen Ton von sich gegeben, jetzt mit einem Mal schlägt sie, denkt er bei sich. „Ob es ihm gilt?“ – fragt Frau Petronella nach einer Weile mit einem Blick zur Tür.

Der Alte denkt nach, mit einem Ausdruck im Gesicht, als horche er nach innen, wiegt unsicher das Haupt: „vielleicht – vielleicht seiner Herrschaft“ – sagt er halblaut und zögernd.

Ein Licht schwankt durch den Kiesweg die kleine Eibenallee entlang, die vom Eingang der Wohnung Dr. Steens her durch den Garten führt.

Der Kopte Markus sperrt das vergoldete Gitter auf, hebt die Laterne hoch und leuchtet der Dame ins Gesicht, die, tief verschleiert und in einen langen Reisepelz gehüllt, aus dem Wagen gesprungen ist, ehe noch der Chauffeur ihr hat helfen können.

Sie faßt das Handgelenk des Kopten und dreht es mit einem energischen Ruck so, daß der Schein des Lichtes auf ihn fällt, während sie selbst im Schatten steht.

Es liegt etwas Brüskes, Herrisches in ihrer Bewegung. Vielleicht sollte es eine Zurechtweisung sein, oder war sie gewöhnt, Dienerschaft wie Sklaven zu behandeln?

Auch hat sie ihrem Chauffeur keinerlei Weisung gegeben, ob er warten solle oder nicht.

Der Kopte zieht die Lippe hoch, schneidet sein Tigergesicht, fletscht die glänzendschwarzen Zähne, – eine Geste, die jeden erschreckt, der sie zum erstenmal sieht, – eine Gebärde, von der niemand weiß, was sie ausdrücken soll: Zorn, Grimm, Staunen, Überraschung, Abwehr, Angriff? Oder stammt sie gar nicht aus der Seele? Ist sie nur ein Überbleibsel, eine unbewußte Erinnerung verebbter Körperzellen an jene millionenjahreferne Zeit, da der Urmensch noch dem Raubtier ohne Waffe entgegentrat?

Die olivgelbe Hautfarbe und die überweiten Onyxaugen lassen den Kopten noch fremdartiger und unwirklicher aussehen als bei Tag.

„Was für ein seltsamer Typus Mensch das ist", hätte wohl jeder andere Besucher gedacht - die Dame schenkt dem Kopten nicht die geringste Aufmerksamkeit, schreitet an ihm vorbei mit den hochmütig in die Luft gesprochenen Worten: „Hier wohnt Dr. Steen." Schweigend folgt ihr der Kopte, ohne eine Frage zu tun.

Der bogenförmige Eingang des Hauses ist plötzlich hell erleuchtet, und eine kleine, mit buntem Marmor eingelegte Vorhalle wird sichtbar. Ein greiser Kammerdiener in schwarzseidenen Kniehosen verbeugt sich tief in die Nacht hinaus.

Die Dame schlägt den Schleier hoch:

„Ich wünsche meinen - - - ich wünsche, Herrn Dr. Steen zu sprechen."

In den Mienen des alten Mannes zuckt es auf, wie Überraschung - und Freude. - Er hebt einen Augenblick die Hände, als wolle er sie in einem Übermaß von Staunen zusammenschlagen, dann, als der gleichgültig kalte Ton, in dem der Satz gesprochen war, sein Ohr trifft, läßt er sie wieder sinken und sein Gesicht versteinert sich. Etwas wie Trauer und Enttäuschung fliegt darüber hin.

Er hilft der Dame aus dem Pelzmantel, geleitet sie eine schmale Treppe empor. - - Ein enger Vorraum. Kirgisische Waffen an den Wänden. - -

Er reißt eine Zimmertür auf und bleibt, nachdem die Dame eingetreten ist, gebeugten Hauptes wartend auf der Schwelle stehen.

Langsam sieht sich die Dame im Zimmer um. Ihr soeben noch rasches, entschlossenes Benehmen hat einer sonderbaren, durch nichts erklärlichen, fast starren Ruhe Platz gemacht. Einer Ruhe, die befremdend wirkt, da sie in scharfem Kontrast steht zu einer jugendlich schlanken

Erscheinung, einem fesselnd schönen Gesicht und wundervoll schmalen nervösen Händen.

Ein zarter ungewöhnlicher Geruch schwebt in der Luft. Von den vielen - wohl sechsunddreißig - brennenden Wachskerzen, die da oben in einem Kronleuchter von den Köpfen von Pfauen aus brüchigem Altgold, die auf dem Rande einer flachen amaranthblauen Schale sitzen, ihr mildes Licht herabstrahlen.

Die Dame läßt ihre weißen Glacéhandschuhe auf den seidenen, in tausend Farben schillernden Teppich fallen, der den Boden bis in die Ecken bedeckt.

Der Diener steht unbeweglich, trifft keine Anstalten, sie aufzuheben; er scheint von früher her zu wissen, daß er es nicht darf. Daß er überhaupt nichts tun darf, bevor es ihm ausdrücklich angedeutet oder befohlen wurde.

Die Wände sind bespannt mit antikem, violettem Seidendamast; - vom Alter verschlissene Stellen heben noch den Eindruck seiner Kostbarkeit. Eingelegte gebrauchte Kommoden aus der Zeit Augusts des Starken unter Gobelins, die Szenen aus dem Alten Testament - den Sündenfall - darstellen.

In einer Nische steht, den vornehm ruhigen Eindruck des Gemaches jäh zerreißend, ein Ecksockel aus Perlmutter, bedeckt mit rohen Silbergegenständen, - barbarische russische Kunst - und in der Mitte unter ihnen wie ein Brennpunkt slavischer Gemeinheit ein kinderfaustgroßer Smaragd, durchbohrt und von einer Seidenschnur durchzogen. Er liegt vor der grellbemalten Tonbüste eines Mongolen mit herabhängendem Schnurrbart und geschlitzten Augen, die den Dschingis-Khan darstellt.

In der Mitte des Zimmers ein langer Schreibtisch, darauf die sonderbarsten Dinge liegen und stehen: kleine japanische Shintoschreine, chinesische Jadefiguren, ein winziger Affenschädel, ägyptische Statuetten des Horus und des Osiris, Buddhaköpfe, mit einer weißen kalkartigen Masse bestrichen und mit eingesetzten Saphiraugen, altmongolische Flußgottheiten aus Peihoschlamm gebrannt, die holzgeschnitzte Totenmaske eines Samurais mit grauenvoll verzerrten Zügen, aus einem Stein herausgewachsene Hornkorallen, die aussehen wie spannenhohes, wunderbar zartes, vom Winde zerzaustes Gebüsch, opalglänzende, hauchdünne, altgriechische Tränenkrüglein, Dosen aus Bergkristall, Elfenbein, Horn, Jaspis in den absonderlichsten Formen, - auf einer kleinen Säule aus Rauchtopas aufrecht auf dem Rande stehend eine fast handgroße Münze aus rotem Gold, darauf die Inschrift leuchtet:

Dorch Gystenhövers Bulvers Macht
bin ich us Pley ze Gold erwacht.

Als Wappen darüber ein Pfau.

Die Kante des Tisches ist besteckt mit einer Reihe jener bizarren japanischen, rot, grün, schwarz und goldbemalten, büffelledernen Schattenspielmarionetten, die Dämonen darstellen mit viermalgegliederten Spinnenarmen, spitzen Nasen, sternförmigen Pupillen und fliehenden Stirnen, gekrönt mit goldenen Flammen: Wajangpurvo von den Malajen genannt.

„Dr. Steen ist nicht zuhause", sagt die Dame plötzlich zu einem tief gedunkelten Bild von Velasquez an der Wand.

Die Worte tragen weder den Klang der Ungeduld noch den eines Selbstgesprächs noch den einer Frage; sie sind vollkommen farblos.

„Herr Dr. Steen - - - ist mit - - dem Flugzeug unterwegs", antwortet der Diener, nach dem ersten Teil des Satzes innehaltend, als sei es seine Pflicht, zuvörderst zu sondieren, ob er antworten darf.

Als die Dame schweigt, fährt er fort:

„Herr Dr. Steen ist seit fünf Stunden fort."

„Tagsüber ist Dr. Steen nicht zu sprechen?"

„Tagsüber ist Dr. Steen nicht zu sprechen."
„Ist Dr. Steen dann hier?"
„Dr. Steen ist dann hier."
„Immer?"
„Immer."
„Was ist das für ein Stimmengewirr nebenan?"
„Das Stimmengewirr nebenan wird verursacht von einer Schar Derwische; - Herr Dr. Steen will - - daß sie - -", der Diener stockt sondierend. Schweigt sofort, da die Dame nicht vermuten läßt, daß sie Näheres zu wissen wünsche.

„Wenn mein - wenn Dr. Steen ankommt, ist es nicht nötig, daß meine Anwesenheit gemeldet wird."

Der Diener tritt einen Schritt zurück, wartet einige Sekunden, schließt die Tür, verschwindet.

Motoren knattern und brüllen über dem Hause; mit einem Schlag verstummen sie: der stählerne Riesenvogel hat sich niedergelassen in sein Nest. Minuten verrinnen, dann läuft ein kurzer Ruck über das Glasdach - teilt sich als leises Beben den Mauern mit, und man hört die schneidende Stimme Dr. Steens:

„Markus, bitte, helfen Sie dem Piloten, die Trossen festmachen."

Im Filmatelier murmeln arabische Trommeln einen dumpfen Gruß.

Schwere Riegel knallen, eine eiserne Luke klirrt, und Kälte sinkt hinab in die Räume, die Wachskerzen des Kronleuchters im violetten Zimmer flackern, und kleine zuckende Schatten machen das Gesicht des Dschingis-Khan lebendig.

Leitersprossen ächzen unter schnellen Schritten, die Luke fällt dröhnend ins Schloß; Dr. Steen ist durch das Glasdach herabgestiegen in sein Ankleidezimmer.

Nebenan wartet die Dame.

„Gott sei Dank, daß Sie wieder da sind, gnädiger Herr", hört sie den alten Kammerdiener sagen, und wie Unmut huscht es über ihre Mienen.

„Wir haben Angst um dich gehabt, Herr", fällt mit fremdländischem Akzent, der wie das Gurren einer Taube klingt, eine Frauenstimme ein.

„Brauchst keine Sorge um mich zu haben, Leila", erwidert Dr. Steen.

Die Dame zieht befremdet die Augenbrauen hoch.

„Nichts Neues, Alter?"

Stockend und doch rasch entgegnet der Kammerdiener: „Der Scheich mit den Derwischen ist angekommen, gnädiger Herr - - -"; daß nebenan die Dame wartet, verschweigt er, eingedenk des Befehls, den sie ihm gegeben hat.

Im nächsten Moment betritt Dr. Steen das violette Zimmer, stutzt, als er die Dame erblickt, greift sich erstaunt an die Stirn.

„Was? Du? Ismene? Ist es denn möglich! Du? Wo kommst du her? Ich habe keinen Brief erhalten! Ich nahm an, du seiest, wer weiß wo im fernen Osten."

Die Dame ist, im Armsessel zurückgelehnt, sitzen geblieben, lächelt - wenn auch ein wenig gezwungen -, reicht ihm die Hand.

„Ich bin vor einigen Stunden angekommen. Unten in unserem Haus sagte man mir, du wohnest jetzt hier oben und habest dich seit Monaten nicht in der Stadt blicken lassen. - Ich werde wohl sehr bald wieder weiterreisen und, da ich hörte, du seiest nur in der Nacht zu sprechen, bin ich jetzt noch heraufgefahren. Überdies ist morgen Sonntag, und da geht man doch nicht aus. - Nein, wie du dich verändert hast, Ismael!"

„Zwölf Jahre sind eine lange Zeit, Ismene!" - er will ihr ein Kompliment machen über ihre Schönheit; sie errät es und unterbricht ihn rasch:

„Du bist ein großer Gelehrter geworden, seit wir uns zuletzt gesehen haben. Wohl keine Zeitung des Auslandes, die nicht ganze Seiten über dich und deine neuen Theorien gebracht hätte; ich habe sie freilich nur flüchtig gelesen, - du mußt schon entschuldigen, aber diese Dinge interessieren mich nicht. Auch kann ich deine Ansicht nicht teilen, daß der Bolschewismus und andere große Bewegungen der letzten Zeit ihren Ursprung nicht in den Menschen selbst gehabt hätten, sondern - - - -"

„sondern in einem Reich der ‚Gespenster', wollen wir mal kurz sagen", fällt Dr. Steen mit leichtem Spott ein.

„Ja, so ungefähr wollte ich es ausdrücken, Ismael. Mich schockiert der Gedanke. Es liegt eine Irreligiosität darin, die mich empört. Auch bei den Engländern stößt diese bizarre Theorie allgemein auf Widerspruch. Sogar auf sehr heftigen Widerwillen."

„Bei den Engländern? Meinst du nicht: bei den Engländerinnen?"

„Wieso?"

„Weil sie instinktiv fühlen, sie müßten ihre Libertysilk-Anschauungen über den lieben Gott ein wenig nachprüfen, wenn sie die Sache zu Ende denken. - Das erste paßt ihnen nicht, denn es könnte dazu führen, die unerhörtesten Greuel zu billigen, wie zum Beispiel: Karten spielen zu dürfen - am Sonntag, der doch vormittags dem Gebete und nachmittags der Fortpflanzung vorbehalten bleiben soll. - Und etwas zu Ende denken?! Um Himmels willen, wo bliebe da die sakrosankte Tradition der Borniertheit. - - - Aber lassen wir das Thema", setzt er rasch hinzu, da er bemerkt, daß Ismene die Röte eines kaum zu bemeisternden Zornes ins Gesicht steigt, - „verzeih, es war nicht bös gemeint: ich habe ganz vergessen, daß deine Mutter englisches Vollblut war."

„Und unser gemeinsamer Vater!" unterbricht Ismene; ihre Stimme hat einen harten Klang.

Dr. Steen sieht sie lang und fest an, lächelt ironisch, schweigt, wendet dann den Blick zu der Statue des Dschingis-Khan.

Ismene bemerkt es:

„Ich weiß, was du sagen willst, Ismael! Du bist stolz, daß - - -“ „daß *meine* Mutter mongolischer Abkunft war, - ihre Abstammung bis auf den großen Zerstörer Dschingis-Khan zurückleiten konnte, - - daß ich ihr echter Sohn bin“, ergänzt Dr. Steen mit schnellen Sätzen, „und - - -“ - er schweigt plötzlich, schließt fest die schmalen Lippen und verschluckt die Worte:

„und diese weißen Ratten austilgen will von der Erde.“

- „Nun - und?“ forscht Ismene, sprungbereit.

„Nun: - gar nichts weiter“ - Dr. Steen versteht es meisterhaft, die auflodernde Wut seines Herzens zurückzustauen; in seinem Gesicht liegt plötzlich ein so weicher, liebevoller Zug, daß Ismene irre wird in ihrem Mißtrauen, trotzdem sie ihn scharf beobachtet hatte.

Er faßt - beinahe zärtlich - ihre Hand.

„Erzähl mir doch lieber, wie es dir die ganze lange Zeit über ergangen ist. Deine Briefe waren so selten und so kurz! - Unwillkürlich, wenn ich sie las, stellte ich mir immer noch das hübsche, reizvolle, halbwüchsige Mädchen vor, das du damals warst, als man uns trennte und dich nach England ins Pensionat schickte. Man vergißt, daß auch der andere Teil heranwächst - und wie in deinem Fall - eine schöne Frau wird - eine Schönheit, die vielleicht auf der ganzen Welt nicht ihresgleichen hat. Du kannst dir gar nicht vorstellen, wie ich vorhin überrascht - - -“

Ismene hat indigniert und hastig abgewehrt, schneidet ein unwilliges Gesicht, aber Dr. Steen erkennt sofort mit seinem scharfen Blick: „wenn auch nur ganz, ganz leise, - gestreift hat er sie doch, der vergiftete Pfeil; - - ich weiß jetzt genau, wie dick man auftragen darf“, sagt er sich und beginnt angestrengt nachzudenken. Dabei verraten seine Mienen nicht mit einem Wimperzucken, was in ihm vorgeht; mit scheinbar gespannter Aufmerksamkeit lauscht er der Erzählung seiner Stiefschwester.

Ismene wird immer lebhafter in ihren Schilderungen, angeeifert durch seine lebendigen Gebärden; sie ahnt nicht, daß er in Wirklichkeit gar nicht zuhört und nur bisweilen aufblickt, um eine zustimmende oder erstaunt klingende Phrase einzuwerfen – –

– „Im Grunde genommen ist mein Leben leer, unsagbar leer geblieben, Ismael, trotz der vielen, weiten, interessanten, oft fast abenteuerlichen Reisen, die ich unternommen habe. Zuletzt war es nur noch ein planloses Jagen von Ort zu Ort. Als hetze mich etwas, das ich nicht kenne, das so tut, als wolle es mich fangen und doch nie nach mir greift – sich hämisch freut, daß ich keine Ruhe finden kann. Das mich zwingt, zu suchen, – wo ich doch gar nichts suchen will und gar nichts finden will. Haß spüre ich, wohin ich komme. Kein Auto geht mir schnell genug; immer nur: „weiter, weiter“ schreit alles in mir, wenn ich fahre. Vor mir kein Ziel. Das Ziel liegt immer – hinter mir. – – Wo ich überall gewesen bin, Ismael, und was ich alles gesehen habe – oder: nicht gesehen habe! Schade, ich hätte ein Tagebuch führen sollen! Aber was stünde heute viel anderes drin als das ewige „weiter! Weiter!“ –

Dr. Steen horcht auf, zwingt sich zur Aufmerksamkeit: er fühlt am Langsamwerden ihrer Rede, daß sie zu Ende kommt –

– „jetzt sehne ich mich wieder nach England zurück. Ich will endlich wieder Menschen sehen“ – sie zerrt an ihrem Taschentuch – „Menschen sehen und nicht mehr Nigger, Nigger, Nigger! Die ganze Welt besteht aus Niggern. – Auch Deutschland. Wenn auch die Deutschen aussehen, als seien sie Europäer, – Nigger sind sie für mich doch. - Mit der Peitsche möchte ich ihnen ins Gesicht schlagen diesen Niggern aller Farben und Rassen! Oh, ich spüre ihren frechen Dünkel! Wann endlich werden sie einsehen, daß nur wir allein die Herrenmenschen der Erde sind!" - sie hat sich derart in blinde Wut hineingeredet, daß sie den Ausdruck geradezu höllischen Hasses nicht sieht, der eine Sekunde lang in den Augen ihres Stiefbruders aufgeflammt ist.

Sie schweigt, fast atemlos. Dr. Steen nickt lächelnd, als stimme er ihr aus vollem Herzen zu - sagt halblaut, mit einem Seufzer: „Ich kann dich verstehen, Ismene; ich wollte, ich könnte mit dir nach England gehen! Auch mich zieht es hin mit allen Fasern. - Aber es wird schon die Stunde kommen, wo - ich - die Gegend - werde in Augenschein nehmen können -", seine Stimme hat bei den letzten Worten etwas so rätselhaft unverständlich Schwankendes bekommen, daß Ismene verblüfft, beinahe erschrocken aufsieht.

Das Unheimliche in seiner Rede wird noch verstärkt durch das wilde Aufheulen der Derwischtrommeln, das jäh die Ruhe im Zimmer zerreißt und dann ebenso plötzlich erlischt.

Rasch hat sich Dr. Steen wieder gefaßt und fährt mit sicherem, freundlichem Tone fort:

„Leider, leider fehlt mir jetzt die Zeit zu reisen. Ich muß erst ein großes Werk vollenden. Ich möchte fast sagen: meine Mission ist noch nicht reif. - Und dann - weißt du, Ismene, ich liebe den Anblick trauriger Bilder nicht. Wie ich höre, leidet man in England sehr. - Überhaupt, welch dramatisches Schicksal!: aus tiefstem menschlichen Mitgefühl für die Franzosen, trotzdem sie ja auch nur Nigger sind, wie du vorhin so richtig sagtest, erklärt England an Deutschland den Krieg! - Und jetzt? Jetzt leidet es darunter! Oh, fast möchte man verzweifeln am lieben Gott. Wenn so etwas nämlich möglich wäre."

Ismene wird argwöhnisch: war das Hohn, das da aus seinen Worten klang?

Aber er blickt sie so strahlend, beinahe begeistert, an, - streckt ihr mit überquellend herzlicher Gebärde die Hände hin, daß sie sofort ihr Mißtrauen fallen läßt und sich tiefinnerlich schämt.

„Das Blut unseres Vaters spricht aus ihm", sagt sie sich und freut sich.

„Wie schön er ist!" - kommt es ihr mit einem Male zu Bewußtsein, „welch faszinierende, unheimliche Schönheit! Eine Schönheit, wie ich sie noch nie an einem Manne gesehen habe!" - sie schaudert; es läuft ihr plötzlich kalt über den Rücken, sie weiß nicht weshalb; unwillkürlich blickt sie zur Decke empor, ob nicht die Kerzen wieder flackern. - „So muß Luzifer aussehen", schlägt ein Gedanke aus den Tiefen der Seele nach ihr; und Hexengeschichten von des Teufels Buhlschaft fallen ihr ein, die sie - halb ein Kind noch - einst gehört hatte. - Sie will den Gedanken verscheuchen; um sich abzulenken, starrt sie die goldene Münze Güstenhövers mit der Inschrift und dem Pfauenwappen an: der Glanz, der daran hängt, blendet sie wie ein Brennspiegel, und der Gedanke spinnt sich hartnäckig in ihr fort - wächst sich zu der Frage aus: „wer, wer, wer nur hat mir die Geschichte von des Teufels Buhlschaft erzählt?" Und da kommt ihr auch schon mit schreckhafter Deutlichkeit die Lösung: „Ismael hat sie mir erzählt in einer Vollmondfrühlingsnacht unten im Garten, als wir beide fast noch Kinder waren!" - Die Szene steht vor ihr, winzig klein gerückt durch die Vergangenheit und dennoch riesengroß und übermächtig hell, als Gegenwart empfunden, - in grellem Licht der erwachten Phantasie so furchtbar lebendig geworden, daß sie vermeint, das Bild als Brennpunkt in der feuersprühenden goldenen Münze mit offenen Augen zu sehen. - Erinnerung an den süßen betäubenden Duft von Seidelbast weht sie an, sie spürt das sinneberauschende Schwingen im Blute wieder, das sie damals empfunden hat, – das heimliche Nagen einer verbotenen Lust. – In jener Nacht war ihr nicht klar geworden, was es bedeutete; sie hatte den Sinn nur geahnt.

Jetzt gibt es für sie wohl keinen Zweifel mehr, aber das wahre Gift darin, das verborgene, ahnt sie immer noch nicht.

Die Röte der Scham vor sich selbst steigt ihr heiß in die Wangen, denn mit der Erinnerung steht auch das Bild eines Traumes in glühenden Farben vor ihr auf, – eines Traumes, den sie noch in derselben Nacht gehabt hatte, darin Ismael der Teufel gewesen war und sie – die Hexe.

So erschütternd deutlich durchlebt sie es wieder, daß sie sich entsetzt fragt: „hab ich es wirklich nur ein einziges Mal geträumt? Habe ich es nicht seitdem Nacht für Nacht geträumt und nur vergessen gehabt, wenn ich in der Früh erwachte? Ist es das, was mich so hetzt, wenn ich tagsüber von Ort zu Ort jage? – Daher die Leere in meinem Herzen? Daher die Öde rings um mich her?"

Auch daß sie damals den Traum am nächsten Morgen Ismael erzählt hatte, – erzählen hatte müssen unter dem Lockruf schwüler, glimmender Triebe – erinnert sie sich jetzt, und dasselbe sinneverwirrende Gefühl, das sie dabei empfunden, wühlt sie wiederum auf. – Sie fächelt sich mit dem Taschentuch, als sei ihr die Luft im Zimmer zu heiß, versucht – vergebens – ihre Gedanken aus dem Kreise des Ichs zu drängen, in der unbestimmten Angst, sie könnten sich auf Ismael übertragen. – Und dennoch – wünscht sie es heimlich. So sehr sie sich auch gegen den Wunsch sträubt oder zu sträuben sich einbildet.

„Er wird es längst vergessen haben", sucht sie sich zu beruhigen, – „habe ich es doch selber längst vergessen gehabt! – – Aber warum ist mir vorhin alles wieder so deutlich eingefallen?" quält es weiter in ihr; „bin ich vielleicht der empfangende Teil gewesen und hat das Bild *seiner* Erinnerung die meinige erweckt?" – Sie beißt die Zähne zusammen und bemüht sich, eine zerstreute, gelangweilte Miene zu heucheln; sie tut es zu schnell, als daß es ihrem Stiefbruder nicht hätte sofort auffallen müssen. Sie sieht es daran, daß er leise an seiner Oberlippe beißt, den Blick wie geistesabwesend grübelnd nach innen kehrend, wie jemand, der angestrengt der Lösung eines Rätsels nachgeht.

Sie entsinnt sich dunkel einiger Sätze, die sie vor wenigen Wochen noch irgendwo in Verbindung mit seinen Theorien gelesen hatte; „wenn man die Gedanken anderer erraten will, muß man nur in sich selbst hineinspähen. Dort sieht man sie als Bilder." Und weiter: „fühlt das der andere und fürchtet er, es könne geschehen, dann ist es bereits zu spät."

Und sofort fürchtet sie auch schon, – es „könne geschehen". – Sie reißt an ihrer Furcht; eher hätte sie ein wildes Pferd zurückreißen können. Ein Kaltwerden des Blutes, ein lähmender innerer Schrecken gibt ihr die Gewißheit: „Vorbei; er weiß alles! Schlimmer noch, er errät, da ich fühle, er weiß alles! Jetzt bin ich ihm preisgegeben."

In matter Hilflosigkeit läßt sie die Hand fallen. Aber aus der Schwäche, sosehr sie sich auch im ersten Augenblick dagegen sträubt, schwelt es wieder auf, das heiße sengende Gefühl, das der Traum nach jener Vollmondfrühlingsnacht in ihr entzündet hatte. Sie entsetzt sich, aber das Fremde in ihr, das sie selbst ist, ohne es zu wissen, der unbändige Urtrieb des Menschentiers zum Verbotenen, der sich immer wieder aufbäumt, reißt das Käfiggitter des falschen Entsetzens entzwei.

Ihr Blick hat unbeweglich auf dem Gobelin an der Wand gehaftet, – jetzt erst kommt ihr zum Bewußtsein, was sie angestarrt hat, statt zu sehen: Er stellt den Sündenfall dar.

In toten verblichenen Farben hängt das Bild dort, in ihrem Blut aber kreist es, glühender, lebendiger als das Leben selbst; ihre ganze Seele hat sich darein verwandelt.

Sie wendet die Augen zu der barbarischen Büste des Dschingis-Khans, will sich aus dem beleidigten Geschmack Kraft holen gegen ihren Bruder; der Haß gegen den „Nigger“ soll ihr helfen, den angelsächsischen Hochmut wieder zu ertrotzen. Umsonst. Das Urtier ist stärker als alles, wenn es einmal erwacht ist.

„Wenn er nur ein Wort sprechen wollte“, jammert sie in sich hinein, „vielleicht bräche es den Bann“, dabei ertappt sie sich wieder, daß sie gar nicht wünscht, das Brennen der Lüsternheit zu löschen.

Ismael blickt auf, harmlos, merkwürdig harmlos.

„Gott sei Dank, ich habe mich geirrt, - habe mir alles nur eingebildet!“ - sie atmet erleichtert. - „Nein, nein, ich will nicht, daß ich mich geirrt habe!!“

Dr. Steen erhebt sich gemächlich: „würdest du erlauben, daß ich mir eine Zigarette anzünde, Ismene? - So? Du rauchst auch?“

Die Worte klingen banal und belanglos, und doch stockt ihr der Puls dabei; eine unbestimmte Angst würgt sie, als schwebe hoch hoch über ihr kreisend ein ungeheurer Raubvogel, der nur darauf lauert, blitzschnell auf sie herabzustoßen; sie fürchtet sich davor, so daß ihr der Atem versagt, und dennoch - sehnt sie sich danach. Wollust und Furcht zugleich.

Er geht zu einem Wandschränkchen, öffnet die Türen, nimmt eine Zigarettendose und - er stellt sie so, daß Ismene es nicht sehen kann - eins von den vielen Kristallfläschchen mit Parfüm.

Dann reicht er Ismene Feuer, zündet sich selbst eine Zigarette an, läßt heimlich ein paar Tropfen aus dem Fläschchen auf den Teppich fallen.

Eine Weile schweigen beide, horchen gedankenverloren auf das leise Trommelgemurmel, das von draußen hereindringt.

„Ich träume nie", sagt plötzlich und unvermittelt Dr. Steen laut und schneidend; Ismene fährt zusammen, sie ahnt sofort: er zielt. - Was hat er vor? -

Wieder fühlt sie einen seltsamen Kälteschauer.

„Ich träume - nie", wiederholt er, und etwas Rhythmisches liegt in seinen Worten, als gingen sie im Takt mit den Trommelschlägen.

„Ich erinnere mich jetzt: du hast auch als Kind nie geträumt", fällt sie ihm ins Wort; rasch hält sie inne, merkt - zu spät, - daß sie selbst das Gespräch in die verfängliche Richtung gelenkt, - daß sie gegen ihren Willen gehandelt hat. Ihr graut: „Kann er meine Gedanken lenken?!"

Er nickt. Eine böse Befriedigung liegt in seinen Augen: „Nein, ich habe nie geträumt; - es gibt wohl nur wenige Menschen, die das von sich sagen können. Ich bin froh, daß ich zu ihnen gehöre."

„Du hältst das für ein Glück?" - sie zwingt sich zum Spott.

„Gewiß! Zwei Mächte gibt es, denen man nie unterliegen darf; sie sind gefährlich wie Vipern. Man muß ihnen die Giftzähne ausbrechen. Dann erst kann man sie tanzen lassen. Die eine heißt Furcht, die andere - Traum."

„Und doch sind die Träume das schönste, was ich - - -" schnell beißt sie die Lippen zusammen.

Er schweigt - arglistig, so will es ihr scheinen.

„Ja, ja, ganz recht, die - Furcht!" - fährt sie krampfhaft laut fort, „die Furcht! Du hast vollkommen recht: die Furcht ist das allerschlimmste" - sie will ins Belanglose einschwenken, - tritt aus einer Falle in die andere.

„- denn sie zwingt uns, das zu tun, was wir vermeiden wollen" - ergänzt er ihre Worte; „Furcht kehrt den Willen um; sie ist eine selbständige Kraft in der Natur; man könnte fast sagen, sie ist ein Wesen. Wer ihre Art kennt, der kann sie lenken - kann sie nach außen projizieren, kann sie als Waffe verwenden wie einen Flammenwerfer - kann, wenn er die magische Gebärde weiß, der alle solche Mächte gehorchen, Mensch und Tier in Heulen und Zähneklappern stürzen. - Ungerufen, so meinen die Menschen, kommt sie; nein, sage ich, nichts kommt, wenn man es nicht ruft; nur ruft man und weiß es nicht. Und dieses „rufen", ohne es zu wollen, lernt man im Traum. Lernt es, ohne es zu wollen. Das große Scheusal, das die Welt beherrscht und das die Menschen fälschlich für den lieben Gott halten, lehrt er einen im Traum, träufelt es als Gift ins Ohr der Schläfer. In der Seele schlummert es, bereit, sofort zu erwachen als unerbittlicher Feind des Ich's, wenn der Ruf nach ihm ertönt. Und dieser Ruf heißt: Hilfe - Wer um Hilfe schreit - laut, leise oder so tief im Herzen, daß er es selbst nicht mehr weiß, der ruft die Furcht und fällt vor ihr nieder und betet sie an. Wer sich fürchtet, krank zu werden, der hat bereits den Keim gelegt zur Krankheit; wer sich fürchtet, schwindelig zu werden, der stürzt ab; wer sich vor dem Teufel fürchtet, der buhlt mit ihm -"

„Warum sagst du mir alles das?" - fragt Ismene hastig. Eine leise Hoffnung dämmert in ihr auf, er könne ein - hilfreicher Arzt sein. Ein Arzt, trotzdem sie mit furchtbarer Gewißheit fühlt: er hat ihr ein fressendes Gift eingeimpft mit seinen letzten Worten, ein Gift, das Wollust und Tod bedeutet. Mit Mühe hält sie sich zurück, nach seiner Hand zu greifen.

Er lehnt sich abweisend zurück: „Warum ich es dir sage? Du wirst es selber erkennen, - vielleicht bald, vielleicht spät, vielleicht auch - nie. - Also: wer sich vor Erinnerungen fürchtet, dem heften sie sich an die Fersen wie glühende Ketten, bis sie in ihm zu Asche verbrannt haben, was - schwächer ist als Feuer. Ein Duft, den er riecht, kann zum Erreger solcher Erinnerungen werden. Besonders Frauen sind oft so empfindlich, daß sie bisweilen - Blütenduft zu riechen glauben, der Erinnerungen in ihnen weckt, vor denen sie sich heimlich fürchten. Dann schnellt die zweite Viper auf, von der ich sprach: der Traum. Dann schließen sich Erinnerung und Traum und Furcht zum Zauberkreis, aus dem es für keinen ein Entrinnen gibt, er sei denn" - Dr. Steen deutete auf die goldene Münze des Alchimisten - „zum wahren Leben berufen".

Ismene kämpfte mit einer Ohnmacht: er hat von Blütenduft gesprochen - hat damit angespielt auf jene Frühlingsnacht, - sie kann daran nicht länger zweifeln, - und jetzt plötzlich ist das Zimmer voll von Duft nach - Seidelbast. „Er hat eine Phantasmagorie heraufbeschworen und sie zur Wirklichkeit gemacht!" - Schon während er sprach, glaubte sie den Blumenhauch zu spüren - als stiege der Geruch aus dem Teppich auf; jetzt ist er so deutlich geworden, daß sie vor Entsetzen ihr Taschentuch vors Gesicht preßt, eine wilde Furcht befällt sie: meine Sinne gehorchen mir nicht mehr, Vergangenheit ist Gegenwart geworden, ich habe die Herrschaft über mich selbst verloren! Was wird jetzt?!

Er gibt sich den Anschein, als merke er nicht, was in ihr vorgeht, - legt unauffällig das Fläschchen mit dem Parfüm auf den Tisch und fährt gelassen in seiner Rede fort:

„Du hast doch vorhin geäußert, meine Theorien interessierten dich nicht. Verzeih, daß ich trotzdem auf abstrakte Gebiete zu sprechen kam. - Unterbrich mich, bitte, in solchen Fällen stets, wenn es dich langweilt! - Was du vor einer Weile über die „Nigger" sagtest, will mir nicht aus dem Kopf. Die Überzeugung der Engländer, alle anderen Rassen seien „Nigger" und nur dazu da, ihnen zu dienen - in dieser oder jener Form -, scheint eine Eigentümlichkeit des angelsächsischen Blutes zu sein. Ich kann das nachempfinden, fließt doch in meinen Adern halb englisches Blut, halb - „Niggerblut". - Nein, wehre nicht ab, Ismene, - Höflichkeit hat keinen Zweck! - Ich habe offenbar von unserem gemeinsamen englischen Vater das Berechtigungsgefühl geerbt, mit Geschöpfen einer Rasse, die ich als fremd empfinde - nach englischen Denkbegriffen: als minderwertige Rasse empfinde - beliebig schalten und walten zu dürfen. Nur betätige ich dieses Gefühl dadurch, daß ich Menschen, die *ich* für „Nigger" ansehe, nicht unterjochen will, sondern sie, alchimistisch gesprochen, dem magischen Einfluß eines seelischen Verwandlungsprozesses aussetze. Deutlicher und für dich faßbarer ausgedrückt: ich versuche, aus Bleimenschen - Goldmenschen zu machen! - Gelingt es, so habe ich ihnen einen unermeßlich großen Dienst erwiesen - habe sie aus dem Stande der verweslichen Kreatur zur Anwartschaft auf das Ewige Leben erhoben; gelingt es nicht und sie gehen an dem Experiment zugrunde - dann sind sie eben nicht mehr wert gewesen, sind totes Blei gewesen, das keinen Goldsamen in sich trägt. Du könntest mich fragen, wieso ich dazu komme, mir das Recht über Leben und Tod anderer anzumaßen. - Nun, ich bin nicht eingebildet genug, überzeugt zu sein, der Mensch habe einen freien Willen. Ich überlasse die Verteidigung solcher Hirngespinste den Philosophen. Ich fühle mich zu sehr als Asiat, um zu wähnen, ich sei ein vom großen Weltgeschehen abgetrennter selbständiger Teil. - Der da" - Dr. Steen deutet auf die Statue Dschingis-Khans - „hat die Mission gehabt, wie ein verheerender Sturmwind über die Erde hinwegzufegen; er hat es getan, aber seine Seele ist rein geblieben von dem Schandfleck selbstherrlichen Tunwollens. - Auf ihn trifft zu, was in der Bhagavatgita steht - in dem größten Hymnus der Freiheit von aller Schuld:

Jegliche Tat, die hier geschieht, geschieht nach dem Naturgesetz.

Ich bin der Täter dieser Tat, ist selbstgefälliges Geschwätz.

Und eben dadurch, daß das asiatische Blut in mir kreist: *ich* tue nichts, bleibe frei von dem Rückschlag jeden Beginnens; ich bin der Vollstrecker und nichts sonst. Und weil ich tue, was ich tun muß, so weiß ich auch, was geschehen wird. Ich habe das englische Blut in mir besiegt und seinen Wahn: etwas aus freiem Willen zu tun oder lassen zu können. Seit Jahrhunderten sind die Engländer die Herren der Welt gewesen; sie haben eine Mission erfüllt, daran ist kein Zweifel, aber sie haben nicht gewußt, daß es eine Mission war. Sie sagen es zwar, - um die Unschuldigen spielen zu können - aber sie haben es nie geglaubt, sonst hätten sie das Wort „Nigger" nicht geprägt. Die Mission hat ihnen in den Kram gepaßt. Wer nicht weiß, daß er eine Mission übertragen bekommen hat, es nicht von Anfang an weiß, noch ehe er den ersten Schritt getan hat, der brandmarkt sich selbst als den Täter, auf ihn fällt alle Schuld."

„Du glaubst also, der Untergang Englands stünde bevor?" Ismene hat sich gefaßt. Einesteils ist sie froh, daß er ein anderes Thema angeschlagen hat, andererseits regt sich patriotische Empörung in ihr. „Seit wann fühlst du dich als Deutscher? Was aus dir spricht, ist doch offenkundig deutscher Haß! Sollte dein Wunsch, England möge untergehen, nicht der allgemeine deutsche fromme Wunsch sein, von dem als Prophezeiung soviel in den Zeitungen zu lesen ist? - Gott strafe England, ja ja", setzt sie höhnisch hinzu.

Er hebt die Hand. „Was gehen mich die Deutschen an! Ich hasse sie nicht, und ich liebe sie nicht. Ich hasse auch die Engländer nicht, wie es Dir vielleicht scheinen mag. Was ich hasse, das ist die verlogene weiße Brut, zu welcher Nation auch immer sie sich bekennt. - Bitte, unterbrich mich nicht; ich weiß, was du sagen willst. Du meinst, die Asiaten seien nicht besser als die Weißen. - Sicherlich sind sie es nicht. Aber die Seele der Asiaten ist voll von Zündstoff; die Seele des Europäers ist leer gebrannt, was er Liebe nennt, ist Brunst, die sich selbst nicht erkennt, - was er Haß nennt, ist flackernder Zorn, Rachsucht oder maskierte Geldgier. Daß der Haß etwas Metaphysisches ist, das weiß er nicht. Wie denn erst sollte er wissen, daß der Haß etwas Heiliges ist, - eine unsterbliche Kraft, die den unsterblich macht, den sie befällt; - das mehr noch ist als Kraft: ein Wesen, das nicht mehr an eine feste Form gebunden ist. - ‚Haß ist verabscheuungswürdig', so sagen die, die es mit der ‚Liebe' halten. Liebe! - Als ob die Liebe, die jene immer im Munde führen, etwas anderes wäre als flügellahmer, impotent gewordener Haß! Dumme Schlacke. - - Wenn es wirklich so etwas geben sollte wie Liebe, dann kann es nur offenbar werden, wenn die Flamme des Hasses es nicht verbrennen oder in Asche verwandeln kann. Und wann, seit die Erde steht, wäre das jemals geschehen! Seit Anbeginn ist der Engel des Hasses, der große geistige Alchimist des Weltalls, auf der Suche nach jenem geheimnisvollen Elixier, das den Namen Liebe trägt und dennoch unauffindbar ist. Die Wirbelstürme seines Flügelschlags fachen die Funken des Hasses an, die in Menschenherzen glimmen, und ihre Lohe heißt Vernichtung.

Exposé des gesamten Romans

Ms II B

Schreibmaschine. 24 Bll.

MS II A [Zum Maschinenmanuskript dieses Exposés existiert die in Tinte handgeschriebene Vorlage, die wortwörtlich mit dem Maschinenexemplar übereinstimmt. Dieses Manuskript in Tinte besteht aus 26 Bll. nebst einem angehefteten Zettel:] *Notiz für die Maschinenschrift:* herzustellen sind: *1 Original, 1 Durchschlag* auf *einseitig* zu tippendes Quartformat. Die mit Blaustift bezeichneten Stellen sind „gesperrt" zu tippen. *Eilt!* [In der folgenden Abschrift sind sowohl diese Stellen als auch die im Schreibmaschinen-Exemplar unterstrichenen Stellen gesperrt gedruckt, was im Buchdruck einer Haarschrift entspricht.

Vom Maschinen-Ms verschieden ist lediglich das erste Blatt, das im handschriftlichen Exemplar folgenden Wortlaut hat:]

Gustav Meyrink.

I.

Exposé

Der *Titel* des Romans steht noch nicht endgültig fest; vorläufig soll er heißen:

Das Haus des Alchimisten.

Inhalt des Exposés:

1. Vorbemerkungen, Stil und Diktion
2. Ort und Zeit der Handlung.
3. Personen und ihre Charakteristik.
4. Haupthandlung und damit verflochtene Episoden.

Unterschiede bestehen auch in der Orthographie, die im Maschinen-Exemplar fast durchgehend modernisiert ist, während in den Handschriften Meyrinks oft noch c für k oder z steht, auch Endungen von Lehnwörtern noch mit einfachem i statt ie geschrieben werden, z. B. repariren statt reparieren.

Exposé
zu dem Roman von Gustav Meyrink:
„DER PFAU“.

Inhalt des Exposés:

1) Vorbemerkung, Stil und Diktion.
2) Ort und Zeit der Handlung.
3) Personen und ihre Charakteristik.
4) Haupthandlung und damit verflochtene Episoden.

Brief- und Telegrammadresse:
Meyrink Starnberg Bayern.

I.

Vorbemerkungen, Stil, Diktion.

Durch abwechslungsreiche und sich im Effekt steigernde *Handlung allein* kann ein Roman nicht jene Spannung erhalten, die er meines Erachtens haben muß, wenn er Anspruch erheben will, ein vollkommenes Kunstwerk genannt zu werden; es gehört noch dazu, daß die Schilderung an sich originell, stimmungsvoll, lebendig, optisch wirkend und derart erregend ist, daß der Leser vom ersten bis zum letzten Satz im Banne gehalten wird.

Ein weiteres Ingrediens eines Kunstwerkes ist – wenigstens bin ich dieser Meinung –, daß der Handlung sowohl wie den handelnden Personen ein kosmischer tieferer Sinn verborgen zugrunde liegt. Natürlich soll dieser Sinn nur für den feinfühligen Leser offenbar werden; *aufdringlich soll die tiefere Bedeutung niemals wirken.*

Ich glaube in dem vorliegenden Roman das Erregende, das Originelle in der Schilderung, das Lebendige und Fesselnde am besten dadurch zu erreichen, daß ich die auftretenden Personen zumeist in direkter Rede sprechen lasse. Da die Charaktere sehr voneinander verschieden sind, ergibt sich naturgemäß daraus ein ungemein buntes Farbenspiel auch im Stil des Romans, *und die Figuren selbst werden optisch sichtbar, ohne daß ich sie in Aussehen weitläufig schildern müßte.*

Die meisten handelnden Personen sind *seltsame* Charaktere und haben folgerichtig eine dementsprechende Ausdrucksweise und Denkart; lediglich des nötigen Kontrastes wegen stehen ihnen ein paar alltägliche Nebentypen, die gelegentlich humoristisch geschildert werden, im Spiel gegenüber.

2.

Ort und Zeit der Handlung.

Zeit: Der Roman spielt in der Gegenwart, gelegentlich wird *kurz* auf das Mittelalter *(durch eingestreute direkte Rede* einiger Personen) zurückgegriffen, so daß in gewissem Sinne der Roman *gleichzeitig nach vor- und nach rückwärts läuft.*

Ort: Der Ort der Handlung ist - abgesehen von einem „Streifzug“ nach Persien und Arabien - eine deutsche Großstadt. Wie sie heißt, wird absichtlich nicht gesagt, um den Roman nicht auf triviales „Spezialinteresse“ einzustellen, was den „Hauch“, der über dem Ganzen schweben soll, zerstören würde.

Daß die Stadt eine deutsche Stadt ist, geht aus den Straßennamen (Kreuzstraße, Salpetergasse etc.) sowie aus gelegentlichen kurzen Milieu-Schilderungen von selber hervor.

Zentrum der Handlung: Das *Zentrum* der Handlung ist

ein uraltes, sehr geräumig angelegtes Haus. Es ist im Lauf der Jahrhunderte des öfteren umgebaut, teilweise abgerissen und dann wieder aufgebaut worden. Einer Legende nach (eine der handelnden Personen, Gracchus Meyer, Gerichtsdiurnist, gibt in direkter Rede darüber in die Begebnisse hinein Aufschluß) wohnte in alter Zeit ein berühmter Alchimist - Güstenhöwer - darin, über dessen Ende historisch vollkommenes Dunkel herrscht und der auf ganz andere Art als die sonstigen Alchimisten nach dem „Lebenselixier" gesucht hat.

Gegenwärtig lebt ein später Nachkomme von ihm, ein Uhrmacher, Hieronymus Güstenhöwer, mit seiner Gattin Petronella (er ist der Besitzer des Hauses) in einem kleinen Laden an der Front des Hauses, die nach der „Salpetergasse" hinausgeht.

Die Ostfront des Hauses heißt Kreuzgasse, die Westfront Salpetergasse. Mitten durch das Haus läuft eine massive Granitmauer, die es gewissermaßen in zwei Hälften teilt, aber nur bis zum ersten Stock reicht. (Das Haus wurde, wie gesagt, in verschiedenen Jahrhunderten aufgebaut.) Der erste und zugleich oberste Stock bildet große Säle und dient im allgemeinen als Filmatelier. Darüber ist ein flaches Dach aus Bauglas, auf dem Flugzeuge landen können. - Der herrschenden „Wohnungsnot" wegen sind dem Filmtheater allerlei Büros und dergleichen angegliedert. -

An der Ost-Hausfront (Kreuzgasse) ist im Parterre das winkelige, seltsame, verräucherte Café des Persers Mohammed Darasche-Koh (eine der Hauptpersonen im Roman). In den Rückräumen ist die Herberge (die er hält) - für seine exotischen Gäste, die er bisweilen empfängt, - asiatische Artisten, Derwische, Mitglieder des persischen Sektenordens, dem er selber angehört etc. (Jeziden - „Teufelsanbeter", - ein Orden im anderen Sinne, als der Name vermuten läßt.)

Das Café ist der Sammelpunkt der verschiedenartigsten Elemente (siehe darüber den Abschnitt „Episoden").

Die Westfront des Hauses „Salpetergasse" birgt zwei enge Läden mit Wohnstübchen, - der eine ist der Uhrmacherladen des Hieronymus Güstenhöwer, der zweite trägt die Aufschrift: „Vater Gabriel's biochemisches Laboratorium."

Das Haus übt auf jeden seiner Bewohner und alle seine Gäste einen intensiven, merkwürdigen Einfluß aus (was natürlich nie plump mit Worten gesagt wird); jedermann wird, wenn er es betritt, gewissermaßen in seinem Schicksal vorangepeitscht, - etwa so, als entwickle sich die Seele des Menschen unter der Aura des Hauses rascher als außerhalb. - Es ist, als sei das „Lebenselixier" des einst darin gelebt habenden Alchimisten ins Mauerwerk übergegangen und strahle unsichtbar daraus zurück.

Da jeder der im Hause Verkehrenden charakteristisch anders beschaffen ist, so ergibt sich aus dem Galoppschritt des ablaufenden Schicksals ein entsprechend kaleidoskopisch buntes Gesamtbild.

3.

Personen und ihre Charakteristik.

Personen:

Mohammed Darasche-Koh, ein alter Perser, der seit Jahrzehnten Herbergsvater für reisende asiatische und arabische Artisten, Derwische und dergl. ist und die Café-Schenke in der Kreuzgasse betreibt.

Seine Tochter, eine in Liebe und Haß schrankenlose, zigeunerhaft wilde junge, schöne Person. Sie ist nebenbei Artistin und tritt bisweilen in Varietés und bei geheimen

Festen, die im Filmtheater im ersten Stock nächtlicherweile stattfinden, als Jongleuse auf.

Dr. med. Ismael Steen (Hauptfigur). Noch ziemlich junger Mann, der den besten Gesellschaftskreisen angehört. Er verfügt über großen Reichtum und ist ein hervorragender Gelehrter. Er stellt den Typ jenes hypermodernen Menschen dar, der in allem, was es auf Erden gibt, die letzte Grenze erreicht hat und vor der Klippe, die sich vor dem „Abgrund" erhebt, steht.

Irene, eine junge, von ihm zur äußersten seelischen Haltlosigkeit getriebene Dame, Tochter eines berühmten Finanzmannes.

Gracchus Meyer, alter Bücherwurm und Diurnist bei Gericht.

Markus, ein Kopte aus El Fayun – ägyptischer Gaukler. Er ist sogenannter abessynischer Christ und Madonnenverehrer; eine „Fundgrube" für seltsame gnostische Legenden.

Bernhard Ochs, ein von Ideen, die ihn „überfallen", derart besessener Monomane, daß er von einer Erregung in die andere verfällt und nie dazu kommt, etwas durchzuführen. Schachproblemkomponist, Chronikenschreiber, Schriftsteller etc. etc. Eine grotesk komische, dabei tragisch wirkende Gestalt.

Hieronymus Güstenhöwer, steinalter Uhrmacher und Uhrenreparateur, der seinen bescheidenen Beruf mit so übermächtiger Gewissenhaftigkeit durchführt (alles, was er verdient, mildtätig verschenkt), als wäre es eine ihm von Gott auferlegte Mission. Alles, was ihm geschieht, ist äußerste Harmonie.

Vater Gabriel, Besitzer des sogenannten biochemischen Laboratoriums. (Er hat bis vor kurzer Zeit tatsächlich in München gelebt.) Er braut nach Eingebung Kräuter zusammen, die er selbst bei Mondschein pflückt, und bereitet Medizinen und „Glückstränke" daraus. – Bei ihm geht Traum und Wachsein derart ineinander über, daß sie für ihn eine „gemischte" Art Wirklichkeit bilden. - Er wird schließlich von Dr. Steen und Irene, die eine „Sensation" haben wollen, ermordet.

Die diesbezügliche Episode lasse ich im Exposé aus.

Der „Khatem i Evliâ" - („der letzte der Heiligen") - ein arabischer Scheich, der einmal bei einer gewissen Begebenheit im Caféhaus erscheint und von dem man später nicht weiß, ob er ein Phantom war oder ein lebender Mensch.

Derwische des Tessawuff-Ordens.

Fräulein Clementine, eine alte, unglückliche Jungfer, die, arm bis zum äußersten, einst von ihrem Bräutigam verlassen wurde und infolgedessen in harmlosen Irrsinn verfiel. Täglich geht sie, Sommer und Winter in Frühlingskleidern, ins Caféhaus und wartet auf ihren Geliebten, der sich „verspätet haben müsse", wie sie hofft. - Als eines Abends ein phantastischer Maskenzug - mit dem Filmatelier in Verbindung - voran ein antik griechisch gekleideter Jüngling, das Lokal betritt, bricht sie mit einem Jubelschrei tot zusammen; wahrscheinlich hat der Jüngling ihrem damaligen Bräutigam ähnlich gesehen.

Die mit ihr zusammenhängende Episode lasse ich im Exposé aus.

4.

Lauf der Handlung

Anfang: Das Caféhaus Darasche-Koh's wird in wenigen sprunghaften Sätzen in Schlaglichtern geschildert. Hinter dem Caféschenktisch sitzt unbeweglich der weißbärtige Darasche-Koh mit graublauem Turban. Der Tabakrauch ist so dicht, daß man die zahlreichen sonderbaren Gäste, die totenstill umhersitzen, Zeitungen lesen, Domino und Schach spielen, nur wie Schemen sieht. Die Tochter Darasche-Koh's, in türkischen Frauenhosen, bringt einem feisten, glattrasierten Herrn, der eine antike römische Toga und einen Lorbeerkranz auf der Glatze trägt (er ist, wie sich erst später ergibt, ein Filmschauspieler aus dem ersten Stock und spielt später den Kaiser Nero) den Kaffee und ein Nargileh.

Da geht die Eingangstüre auf, und herein kommt ein Herr mit Zwicker und kariertem Mantel (Berichterstatter und Photograph der Berliner Illustrierten Zeitung), sieht sich suchend um, geht zu Darasche-Koh an den Schenktisch und fragt ihn etwas. Dieser weist ihn an Gracchus Meyer, den Gerichtsschreiber, der in einer Fensternische sitzt und einen Stoß Akten vor sich hat.

Meyer und der Berichterstatter kommen ins Gespräch, Meyer wird von dem Berichterstatter über das Haus, das demnächst als Sehenswürdigkeit in der „Berliner Illustrierten“ als Bild und Kuriosum erscheinen soll, ausgeholt. Meyer schildert an Hand eines ad hoc auf Papier gezeichneten Planes das Haus mit seinen verschiedenen Abteilungen und Räumlichkeiten, deutet mit dem Finger auf verschiedene interessante Gäste und nennt sie mit Namen. (Dadurch werden die Personen quasi dem Leser vorgestellt.) Er spricht mit juristischer Sachlichkeit und einer mit dem phantastischen Milieu in seltsamen Kontrast stehenden Trockenheit. – Die „dürre“ Stimmung wird jäh dadurch unterbrochen, daß der am Nebentisch sitzende Bernhard Ochs, Schachproblemkomponist und Chronikenschreiber, aufsteht, da er es „nicht mehr aushalten“ kann, sich zu den beiden setzt und – ungebeten – die Schilderung auf seine Art fortsetzt: Chronik des Hauses, abgerissene, monoman gedachte, manchmal hervorgesprudelte, dann wieder – an Stellen, wo es gar nicht nötig wäre - geheimnisvoll geflüsterte Sätze, *Legende über den ehemaligen Alchimisten Güstenhöwer;* - Personen, wie „Vater Gabriel“, die draußen am Fenster auf der Straße vorübergehen, werden mit Namen genannt, ihr Beruf etc. wird skizzenhaft hingeworfen.

Es wird allmählich dunkel, die Erzählung des Bernhard Ochs - obwohl unterbrochen durch kurze Episoden, die mit den Filmschauspielern und Schauspielerinnen des oberen Stockwerkes zusammenhängen, - wird immer stimmungsreicher, - der Hauch des Geheimnisvollen, der von dem Hause ausgeht, macht sich mehr und mehr geltend.

Hiermit ist der Auftakt zu dem Roman gegeben. - Der Geist des alten Alchimisten Güstenhöwer und seines Lebenselixiers schwebt damit bereits über dem Ganzen. - Er, oder besser gesagt, sein Einfluß, ist nunmehr der geheime

unsichtbare Dirigent

aller Personen. Sein „Lebenselixier“ ist eine heimlich treibende Kraft, die sich nur in ihren Wirkungen auf die Menschen - auf die natürlich niemals mit Fingern gewiesen wird - zu erkennen gibt.

Es ist begreiflicherweise in einem kurzen Exposé nicht möglich, eine *genaue* Aufeinanderfolge aller Kapitel zu geben, ohne zu weitschweifig zu werden. Es möge deshalb genügen, wenn ich von jetzt an nur einen scharfen Umriß gebe und von Details absehe:

Der *weitere Handlungsverlauf* zeigt in abwechslungsreichen Episoden und Begebnissen in und außer dem „Hause“ den allmählich offenkundig werdenden Charakter und die Taten der Hauptfigur, des *Dr. med. Ismael Steen.*

Anfänglich scheint er ein gütiger, hilfsbereiter Mensch zu sein. Er ist ein überaus eleganter, sehr reicher und in den besten Kreisen der Gesellschaft verkehrender, noch junger Mann. Er ist überaus vielseitig und besitzt ein geradezu unheimliches Wissen.

Aus Laune hat er eine Filmgesellschaft gegründet (das Atelier im ersten Stock), die diversen Filmkünstlerinnen sind sein Harem. (Die diesbezügliche Schilderung hält sich frei von stark erotischen Einschlägen!) Sein Hauptfeld ist die sogenannte Psychoanalyse, nur verwendet er sein Wissen darin nicht zum Wohle seiner Mitmenschen, sondern im Gegenteil dazu, „Komplexe" – seelische Verwirrungen – in seinen Opfern zu *erwecken.* Blasiert in geradezu schrecklicher Weise kennt er nur noch *eine* Erregung: immer neue Methoden *geistig-sadistischer* Art zu ersinnen und in die Praxis umzusetzen, um die Seelen der Menschen in das „Nichts" zu stürzen. Das ist für *ihn* das Lebenselixier. Die Frauen fliegen ihm zu, sie wissen nicht, wieso. Er „löst" sie „auf", – etwa wie ein Alchimist Metalle in Salpetersäure auflösen würde. –

Selbstmorde von Frauen häufen sich in den Gerichtsannalen (Gracchus Meyer erzählt sie ihm, dem scheinbar unbefangen Zuhörenden, gelegentlich bei zur Handlung gehörenden Episoden), *Filmszenen spielen darauf an, bilden quasi den Text der Kinoaufnahmen.*

In einem besonderen Kapitel des Romans wird gezeigt, *wie* er solche Komplexe in Frauenseelen geheimnisvoll erweckt – während eines Rendezvous mit seiner Geliebten, Irene (der Tochter eines großen Finanzmannes), in seinem „Büro" und Boudoir im ersten Stock. – Gelegentlich landet er mit seinem Flugzeug auf dem Dache des Hauses. Seine eigenartigen Empfindungen – wie vom Teufel eingegeben – während dieses Fluges werfen Schlaglichter auf gewisse „Intuitionen", die ihm „einfallen". Weitere Abschnitte zeigen, wie Irene unter dem Wachsen der ihr eingeimpften „Komplexe" Verbrechen um Verbrechen begeht, sich aus wahnwitziger Liebe zu

Dr. Steen zu Taten bekennt, die gar nicht sie, sondern er begangen hat. - Irrsinn liegt nicht vor, man spricht sie frei; ihr Ende wird absichtlich in Dunkel gehüllt. (Der Leser kann es so oder so deuten.)

Zwischenhinein spielen Begebnisse, die den Perser Mohammed Darasche-Koh betreffen. - Er bekommt Besuche von arabischen Derwischen, die einem nicht bekannten Orden angehören, dessen Gebot dahin geht, Orte wie auf Wanderschaft zu besuchen, wo einst „Evoliâs“ - Ordensheilige - in alten Zeiten geweilt haben. - Es leuchtet durch, daß der alte Alchimist Güstenhöwer einst hier im Haus seine Einweihung erhalten hatte.

Darasche-Koh, obwohl selbst vermutlich kein Derwisch, besitzt das Wissen, wie ein mit Haschisch vermischtes Gebäck hergestellt wird, um den „Keph“ (Rausch) so zu erzeugen, daß er in jedem Genießer dieser Speise - nicht, wie es sonst bei Haschisch einzutreten pflegt: Genußträume - sondern vielmehr eine der - allerdings übersinnlichen - Wirklichkeit entsprechende „Halluzination“ zuwege bringt.

In einem, an das Caféhaus angrenzenden Zimmer wird von Derwischen dieses Haschischgebäck genommen. - Ein seltsames (ob wirklich, ob halluzinatorisch, bleibt offene Frage) Begebnis, die Erscheinung des Khatem i Evliah - des „Letzten der Heiligen“ - schießt blitzschnell mitten durch.

Nun hat Dr. Steen aus instinktivem Interesse schon lange Darasche-Koh auszuforschen gesucht (hat aber stets nur Andeutungen erfahren), da er vermutete, der Perser könne irgendein merkwürdiges Wissen über die unbewußten Funktionen der menschlichen Seele haben.

Sein Verdacht wurde immer reger. Er faßt einen bestimmten Gedanken, - ein neuer Einfall für ihn, der ihm ein ganz neues Gebiet zu erschließen verspricht: nämlich, daß hinter dem Urgrund aller Religionen, wenn man das

Erlösende darin nur in der Wurzel genau umzukehren lernt (also quasi ununterbrochen die „Sünde gegen den heiligen Geist begeht") ein Schlüssel zu finden sein müsse, der dem, der ihn hat, die „Herrlichkeit der ganzen Welt" verspricht.

Er macht einen tastenden Versuch, experimentiert (seelisch) gemäß seiner Vermutung zuerst einmal an dem Artisten Markus, einem Kopten, der ein glühender Madonnenanbeter ist, sucht ihn, der bisher keusch und asketisch lebte, in erotische Fallstricke zu locken. - Aber, da das Experiment stümperhaft war, „entrinnt" der Kopte auf kuriose Art. - (Wie in Episoden späterer Kapitel gezeigt wird.) Ein Gespräch mit dem Uhrmacher Güstenhöwer mit dem Kopten [sic!] gibt den Anlaß, daß der Kopte eine „magische" Veredlung des Geschlechtstriebes - im Sinne der Gnostiker - an sich erfährt. - (Die Tochter des Darasche-Koh spielt mit hinein.)

Nebenbei bemerkt: Dr. Steen hat sich Notizen gemacht, die in Schlagworten die Theorie seines neuen Einfalls und gewisse Mutmaßungen enthalten. - Darasche-Koh's Tochter findet sie und buchstabiert sie mühsam, aber völlig verständnislos. (Dies dient dazu, um dem Leser, ohne dozierend zu werden, gewisse *notwendige* Grundkenntnisse einzuhämmern.)

Nun hat Dr. Steen, um die geheimen Zusammenkünfte der exotischen Gäste Darasche-Koh's belauschen zu können, ein Loch in den Fußboden seines Boudoir's gebohrt und hat vermittels dessen zuvörderst den „Keph" der Derwische beobachtet. Er beschließt, sofort nach Arabien zu reisen. Er informiert sich bei einem der orientalischen Artisten. (Schilderung arabischen Milieu's.) Aber er ändert sein Reiseziel und fährt nach Aleppo und Mossul. Und zwar, weil er eines Nachts beobachtet, wie Darasche-Koh für sich allein ein höchst merkwürdiges Ritual vollzieht. - Er geht der Sache auf den Grund und erfährt von der Tochter Darasche-Koh's, mit der er vermittels seiner tückischen psychoanalytischen Methoden ein Verhältnis angesponnen hat, daß Darasche-Koh ein „Jesside" ist. Teils von ihr, teils an Ort und Stelle - in Mossul - erfährt er die Lehre dieser Sekte. -

(Der Inhalt der Lehre ist kurz folgender: Die Jessiden beten nicht Gott als Schöpfer der Welt an, sondern den „gefallenen Engel Melek T'aüss", in gewissem Sinne: den Teufel. Nun aber wird sich dieser „Teufel" dereinst - entgegengesetzt der christlichen und jüdischen Anschauung - wieder mit Gott vereinigen. Wer ein Jesside ist, dessen Gegenwart allein genügt, in den Menschen die „Reife" zu beschleunigen. - Etwa so, wie Gift eine schleichende Krankheit zur Krisis bringen kann - oder den Tod. -

Direkte Belehrungen und das „letzte Geheimnis" kann der Jesside vom Engel „Melek-T'aüss" bekommen, aber nur, wenn er das Bildnis des Engels selbst gesehen und sich gemerkt hat. Stellt sich der Jesside geistig dieses Bild vor, so bewegt es die Lippen; aus der Lippenbewegung kann der Jesside schließlich lernen, was der Engel sagt.

Die Tochter Darasche-Koh's mutmaßt, das Bildwerk stünde in Mossul oder Aleppo. Dr. Steen überredet sie, mit ihm nach Persien zu fahren. - Dort verschwindet sie auf rätselhafte Weise. Steen erfährt von einem Jessiden in Mossul, daß Darasche-Koh vor vielen Jahren von dem Engel Melek den Auftrag bekommen habe, die Mission des Jessidismus in *Europa* dem Ende näher zu bringen.

(Es folgen Betrachtungen über die merkwürdige Art, wie, einem Pestkontagium gleich, in Europa Verderben gewissermaßen aus dem Boden geschossen ist in letzter Zeit: falsch aufgefaßter Kommunismus, Kriege etc. etc.) Darasche-Koh, so sagt man in Mossul, sei der einzige, der das Bild des Melek T'aüss besitze; er trage es als Medaillon am Halse.

Dr. Steen fährt unverrichteter Dinge nach Hause, und es gelingt ihm, das Medaillon Darasche-Koh's zu Gesicht zu bekommen.

Zu seiner größten Verblüffung findet er eine erstaunliche Ähnlichkeit zwischen sich (Steen) selbst und dem Bild des Engels Melek-T'aüss.

Mit dem Chock, den er dabei empfindet, geht Hand in Hand eine rasende, sich bis zum Schluß steigernde Veränderung in Dr. Steen's Handeln und Denken vor sich.

Die „Idee" wird Herr über Steen! Bis dahin - im Lauf der Kapitel - war allmählich als eine an sich unerklärliche Eigenschaft bei Dr. Steen immer deutlicher in Erscheinung getreten, daß er - (der ein „Gewissen" überhaupt nicht mehr kannte, - es psychoanalytisch seit Jahren in sich ausgerottet hatte!) eine namenlose Furcht vor dem Schlafen hatte. (Gewisse Ruhelosigkeiten in ihm werden dadurch im Romanverlauf klar.) - Er kann sich nicht entsinnen, jemals geträumt zu haben, aber stets erwacht er des Morgens mit Entsetzen und Grauen. Schon von Kindheit an. So, als habe er Furchtbares erlebt und es nur vergessen. - Eben, daß er sich nie an solche (vermutliche) Erlebnisse erinnern kann, wo doch sein ganzes Denken darauf eingestellt ist, psychische Dinge in Tagesklarheit sehen zu wollen, - steigert sein Entsetzen ins maßlose.

- „Das tote Gewissen ist furchtbarer als das lebendige Gewissen; es fault wie eine Leiche."

Ob das „Gesicht des Melek-T'aüss"", - das Steen ja gesehen hat und sich bestimmt gemerkt haben muß, in Steen flüstert, oder ob in Steen nur Ideen rasen, bleibt in der Schilderung in Halbdunkel, sicher aber ist, daß Steen, der immer den Mund fest zusammengekniffen zu halten pflegte, plötzlich beständig wie flüsternd die Lippen, als spräche er mit sich selbst, zu bewegen beginnt. Er ist sich dessen aber nie bewußt. Als er sich eines Tages im Spiegel sieht, graut es ihm.

Darasche-Koh, der keine Ahnung hat, daß Steen das Medaillon des Engels Melek gesehen haben könne, wird schließlich auf das „Flüstern" Steen's aufmerksam, - er studiert es, scheint schließlich zu verstehen, was diese Lippen da flüstern (das Kapitel trägt den Titel: „Das Flüstern"), und er, der sonst so zurückhaltende Orientale, wird plötzlich wie eine Katze, die sich am Menschen reibt. Er haßt Steen wegen der Entführung seiner Tochter, aber mit einem Mal versäumt er keine Gelegenheit, Steen zu berühren, seine Hand zu ergreifen etc. (eine versteckte Anspielung auf seine [Darasche-Koh's] Mission durch bloße Nähe „kontagiös" zu wirken.)

Es wird allmählich klarer und klarer, welche Ideen in Steen zur Offenbarung kommen. Haß verbreitet sich wie ein Wildfeuer in der Stadt gegen ihn. Leute auf der Straße und im Café fahren zusammen, sie wissen nicht warum, und starren sein Gesicht an, als hätten sie es im Traume gesehen und erinnerten sich plötzlich dunkel daran. (Der Engel Melek wirkt in und aus ihm.)

Aus Bruchstücken eines Films, den Dr. Steen erdacht hat und kurbeln läßt, ersieht der Leser nach und nach, was Steen plant:

Steen spielt darin die Hauptrolle; in antikem Kostüm gibt er, mit einer Mitra auf dem Kopfe, selbst den gefallenen Engel Melek, - den dämonischen „Herrn der Welt". Der „Abgrund" soll offenbar werden und die Seele der Menschheit verschlingen! - Das plant Dr. Steen. Er will einen magisch-„psycho-analytischen" Komplex in der ganzen Menschheit erwecken, in dem (indem) er ihr in den Kinos das Antlitz des Engels Melek zeigt, das bisher nur eingeweihten Jeziden bekannt war. Er hofft, daß es sich als Kinobild infolgedessen sensitiven Gemütern einprägen wird und sie dämonischen „Einflüsterungen“ zugänglich macht. - Er will sein ganzes Vermögen, das wie durch teuflische Zufälle von Tag zu Tag wächst, opfern, um dem Film, wenn er fertig sein wird, Tür und Tor in allen Ländern zu öffnen.

Der Schluß und Haupteffekt im Film Dr. Steen's steht nahe bevor (und das Schluß-Kapitel des Romans beginnt).

Ich muß hier einfügen, daß in kurzen, mit der Handlung des Romans stets in Kontakt bleibenden kleinen Episoden der Uhrmacher Hieronymus Güstenhöwer, der späte Nachkomme des sagenhaften Alchimisten gleichen Namens, eine Rolle gespielt hat, die jetzt in helles Schlaglicht gesetzt wird.

Auch an ihm hat Steen des öfteren seine „psychoperniziösen“ Künste probiert, aber immer sind sie abgeprallt; der Uhrmacher war wie mit einer seelischen Schutzmauer umgeben. Diese „Mauer“ bestand lediglich und ganz einfach in der unerhörten Gewissenhaftigkeit, auf die Spitze getriebenen, fast monomanen Konzentration, mit der Güstenhöwer seinen scheinbar simplen Beruf erfüllte. Er war in der Stadt bekannt als der einzige Uhrmacher - vielleicht der Welt -, der Uhren, mochten sie noch so verdorben sein und aus den frühesten Zeiten der Uhrmacherkunst stammen, wieder in Gang zu bringen und zu reparieren vermochte. Aus allen Ländern der Erde wurden ihm solche Uhren geschickt, und er hat sie alle wieder „gesund“ gemacht.

Im Laufe des Romans - an passender eindrucksvoller Stelle - hatte Güstenhöwer zu seiner Frau Petronella erwähnt, es sei sehr sonderbar: immer wenn er eine besonders „kranke“ Uhr repariere, käme es wie ein tief erschütternder göttlicher Influx über ihn, - dann würde ihm zumute, als mache er dadurch, daß er eine Uhr „wieder zum Leben erwecke“, auch dessen ihm doch zumeist ganz unbekannten Besitzer der Uhr seelisch gesund. In solchen Fällen käme er sich überdies oft vor, als sei seine eigene Seele die seines Ahnen, des Alchimisten.

Immer, wenn Dr. Steen seine Künste an dem Uhrmacher versuchte, zog der Uhrmacher das Thema ins „Uhrenhafte" hinüber und entging so unbewußt der „Komplex-Einimpfung".

Eines Tages nun hatte *(im früheren Lauf des Romanes)* Steen seine eigene Taschenuhr, ein überaus wertvolles, kompliziertes Werk, das schon in Steens Kindheit plötzlich stehen geblieben war, zum Richten dem Güstenhöwer übergeben. Güstenhöwer versuchte alles mögliche mit dieser Uhr, legte sie hundertemale auseinander, – alles vergebens; – sie war nicht zum Gehen zu bringen.

Güstenhöwer wurde fast verrückt darüber, schlief nicht, arbeitete Tag und Nacht daran: alles schrie in ihm in einer ganz unbegreiflichen Verzweiflung: ich muß, ich muß die Uhr gesund machen. („mir ist, als sei die ganze Schöpfung Gottes", so sagte er, „krank, so lange diese Uhr nicht geht.") Alles andere ließ Güstenhöwer stehen, sogar den Auftrag der Stadtbehörde, die alte berühmte Kirchenstadtuhr, ein großes Kunstwerk aus uralter Zeit, die plötzlich bald vor, bald nach ging, schleunigst zu reparieren, ließ er außer Acht.

Eines Nachts nun, kurz bevor Steen's Film zu Ende gebracht werden sollte, kam er plötzlich durch eine merkwürdige Inspiration dahinter, warum Steen's Uhr nicht gehen konnte, – vermutlich war Steen einmal in die Nähe eines starken elektrischen Dynamos geraten und die Uhr war dadurch magnetisch geworden. – Güstenhöwer brachte sie noch vor Sonnenaufgang dadurch zurecht, daß er sie gewissermaßen „ausglühte", das heißt: einer starken Hitze aussetzte. Er nahm dazu den alten alchimistischen „Athanor" (Oefchen) seines Urahnen zu Hilfe, da er nichts anderes bei der Hand hatte.

Letztes Kapitel

Der Schluß des von Dr. Steen verfaßten diabolischen Filmstückes wird gekurbelt: - Dr. Steen auf dem Teufelsthron als „gefallener" Engel Melek T'aüss. - Die Scharen seiner (Steen's) früheren Opfer, Männer, Frauen, Mädchen, Kinder (Filmdarsteller) strömen auf Krücken etc. herein und werden „gekurbelt". (Sie lieben Steen immer noch!) Niemand merkt, daß Steen (Engel Melek) dabei ganz aus der Rolle fällt - eine furchtbare Veränderung geht in ihm vor - er ist wie gelähmt - es ist, als gehe die Uhr, - „das Gewissen" in ihm wieder. - Er lallt, niemand hört es. -

Da fährt die Filmkamera auf Rädern, vom Operateur geschoben, auf Steen's Thron zu, und der Regisseur befiehlt:

„So, Herr Doktor, jetzt bitte ich die Lippen flüsternd zu bewegen!"

Steen rührt sich nicht. Der Regisseur wiederholt seine Worte. - Steen bleibt regungslos.

Plötzliches, allgemeines wildes Entsetzen:

„Er ist tot!" Tumult - allgemeine Flucht.

Steen ist nicht tot. - Es scheint, als habe ihn der Zungenschlag getroffen, - er kann nur durch Mienenspiel andeuten, daß er ins Freie wolle.

Man trägt ihn hinunter; das Café ist geschlossen, da hoher islamitischer Feiertag. Nur der Laden Güstenhöwers ist offen. Man trägt Dr. Steen hinein, läuft fort, um ärztliche Hilfe zu holen und läßt Steen und Güstenhöwer allein.

Güstenhöwer, der anfangs gar nicht merkte, worum es sich eigentlich handelt, hält ihm nun freudestrahlend die reparierte Uhr entgegen.

läßt durchblicken, daß Dr. Steen leben bleibt.

Sätze wie:

„Nur wer nicht kalt ist und nicht heiß ist - den Lauen nur - will ich ausspeien aus meinem Munde."

und:

„Der *irdische* Mensch ist zu klein, als daß er etwas wirklich Böses begehen könnte"

und:

„Besser, in einem lodernden Gewissen verbrennen und dennoch leben bleiben, als ein totes Gewissen wie eine Leiche in sich herumtragen"

bilden das Ende.

(Wenn irgendwelche Abänderungen des Romans - Einschränkungen, Erweiterungen etc. dieser oder jener Gesichtspunkte - gewünscht werden, so bitte ich um Mitteilung in Schlagworten. Sie können leicht im Roman bewerkstelligt werden.

Gustav Meyrink.)

Der Uhrmacher

„Die? Richten? Damit sie wieder geht?" fragte der Antiquar erstaunt, schob seine Brille auf die Stirn und blickte mich verdutzt an; „warum wollen Sie eigentlich, daß sie wieder geht? Sie hat doch nur einen einzigen Zeiger – – – und keine Ziffer auf dem Weiserblatt", setzte er hinzu, die Uhr beim grellen Schein der Lampe versonnen betrachtend, „nur Blumengesichter, Tier- und Dämonenköpfe statt der Stunden." Er begann zu zählen, sah mich fragend an: „Vierzehn? Man teilt den Tag doch in zwölf Teile ein! Hab' noch nie ein so seltsames Werk gesehen. Ich rate Ihnen, lassen Sie sie, wie sie ist. Schon zwölf Stunden im Tag sind schwer genug zu ertragen. Von diesem Zifferblatt die richtige Zeit abzulesen? Wer gäbe sich heute die Mühe. Nur ein Narr."

Ich wollte nicht sagen, daß ich ein Menschenleben lang ein solcher Narr gewesen war, nie eine andere Uhr besessen hatte, vielleicht deshalb sehr oft zu früh gekommen war, wo ich hätte warten sollen – und schwieg.

Der Antiquar schloß daraus, ich wolle auf meinem Wunsch beharren, sie wieder gehen zu sehen, schüttelte den Kopf, nahm ein Elfenbeinmesserchen und öffnete behutsam das edelsteinverzierte Gehäuse, darauf in Email ein Fabelwesen gemalt war, auf einer Quadriga stehend: ein Mann mit Frauenbrüsten, zwei Schlangen statt der Beine, einem Hahnenkopf und in der rechten Hand die Sonne, in der linken eine Peitsche.

„Vermutlich ein altes Familienstück", riet der Antiquar. „Erwähnten Sie nicht vorhin, sie sei diese Nacht stehengeblieben? Um zwei Uhr? Der kleine rote Büffelkopf mit den beiden Hörnern bedeutet doch wohl die zweite Stunde?"

Ich war mir nicht bewußt, etwas Derartiges gesagt zu haben, aber tatsächlich war die Uhr in der vergangenen Nacht um zwei stehengeblieben. Mag sein, ich hatte davon gesprochen, jedoch: ich konnte mich nicht erinnern, ich fühlte mich noch zu angegriffen – ich hatte um dieselbe Zeit einen schweren Herzkrampf gehabt und geglaubt, ich müsse sterben. Im Wanken meines Bewußtseins hatte ich mich noch an den Gedanken geklammert: wenn nur die Uhr nicht stehenbleibt. Im Dämmer meiner schwindenden Sinne mußte ich Herz und Uhr in den Begriffen verwechselt haben. Vielleicht denken Sterbende ähnlich. Vielleicht bleiben aus diesem Grunde so oft die Uhren in den Todesstunden ihrer Herren stehen? Wir kennen die magischen Kräfte nicht, die bisweilen einem Gedanken innewohnen.

„Es ist merkwürdig", sagte der Antiquar nach einer Weile, hielt sein Vergrößerungsglas in die Nähe der Lampe, so daß der blendende Brennpunkt scharf auf die Uhr fiel, und wies mir eingravierte Buchstaben auf dem inneren goldenen Deckel.

Ich las:

„Summa Scientia Nihil Scire."

„Es ist merkwürdig", wiederholte der Antiquar, „diese Uhr ist ein Werk des ‚Wahnsinnigen'. Ist in unserer Stadt gemacht worden. Ich glaube nicht zu irren. Es gibt nur sehr wenig solcher Stücke. Ich hätte nie gedacht, daß sie wirklich gehen könnten. Hab' sie für Spielerei gehalten. Eine kleine Marotte von ihm, in alle seine Uhren die Devise zu schreiben: ‚Höchstes Wissen, nichts zu wissen.'"

Ich begriff nicht recht, was er meinte; wer mochte der Wahnsinnige sein, von dem er sprach? Die Uhr war sehr alt, sie stammte von meinem Großvater, aber was der Antiquar soeben gesagt, hatte doch geklungen, als lebe der ‚Wahnsinnige', aus dessen Hand sie hervorgegangen sein sollte, noch heute!

Ehe ich fragen konnte, sah ich im Geiste - deutlicher und schärfer, als ginge er durchs Zimmer - einen Mann durch eine Winterlandschaft schreiten, einen schlanken hochgewachsenen Greis, ohne Hut, mit vollem, im Winde wehendem schneeweißen Haar, der Kopf sonderbar klein im Kontrast zu der ragenden Gestalt, das scharfgeschnittene Gesicht bartlos, die Augen schwarz, fanatisch blickend und dicht beieinander stehend, wie die eines Raubvogels. In einem langen, verschabten, verschossenen Mantel aus Samt, wie ihn einst die Nürnberger Patrizier trugen, schritt er einher.

„Ganz recht“, murmelte der Antiquar und nickte zerstreut, „ganz recht, der Wahnsinnige.“

„Warum sagte er ganz recht?“ dachte ich bei mir. „Es ist ein Zufall“, wußte ich sofort; „leere Worte sind's, nichts weiter. Ich habe doch den Mund gar nicht aufgetan. Er hat dieses ‚ganz recht‘ nur gebraucht, wie es so oft geschieht, wenn man einen soeben gesprochenen Satz bekräftigen will; es hat keinen Bezug auf den alten Mann, den ich als Erinnerungsbild gesehen habe, keinen Bezug auf den - ‚Wahnsinnigen‘! Als ich, ein kleiner Junge damals noch, in die Schule ging, immer mußte ich an einer langen, kahlen, mannshohen Mauer vorbei, die einen Park von Ulmen umschloß. Jahre hindurch, Tag für Tag war mein Gehen zum Laufen geworden, wenn mich der Weg daran entlangführte, denn jedesmal packte mich eine unbestimmte Furcht. Vielleicht - ich weiß es heute nicht mehr - weil ich mir einbildete - oder gehört hatte - ein Wahnsinniger hause darin, ein Uhrmacher, der behauptete, Uhren seien lebendige Wesen ... oder irrte ich mich? Wäre es eine Erinnerung an ein Erlebnis aus meiner Schulzeit, wie konnte es sein, daß etwas, was ich wohl tausendmal gefühlt, bis zum heutigen Tag in meinem Gedächtnis schlummernd gelegen hatte, um jetzt erst mit solcher Lebendigkeit aufzubrechen? ... Freilich -

wohl vierzig Jahre waren seitdem vergangen; aber gab das eine Erklärung?“

„Vielleicht habe ich es in der Zeit erlebt, die meine Uhr mehr zeigt als eine gewöhnliche!“ sagte ich belustigt.

Der Antiquar blickte befremdet auf und starrte mich verständnislos an.

Ich grübelte weiter und kam zur Gewißheit: die Mauer, die den Park umschließt, steht heute noch. Wem hätte daran gelegen sein können, sie einzureißen? Damals hat’s doch geheißen, sie sei die Grundmauer einer Kirche, die später zu Ende gebaut werden sollte. So etwas zerstört man nicht! Vielleicht lebte auch der Uhrmacher noch? Sicherlich würde er meine Uhr, die ich so liebte, wieder richten können. Wenn ich nur wüßte, wann und wo ich ihm begegnet war! Es konnte vor kurzer Zeit unmöglich gewesen sein, denn jetzt war Sommer, und in der Erinnerung - soeben - hatte ich sein Bild in Winterlandschaft im Geiste gesehen!

Zu tief in Gedanken versunken, als daß ich der langen Erzählung hätte folgen können, in die sich, mit einem Male redselig geworden, der Antiquar erging, vernahm ich nur in Pausen einige abgerissene Sätze. Sie rauschten auf mich zu, verstummten und kamen wieder, wie brandende Wellen; dazwischen das Sausen in den Ohren; das Brausen des Blutes, das der alternde Mensch vernimmt, wenn er lauscht, und nur im Lärm des Tages vergißt; - das unablässige, drohende, ferne Sausen vom Flügelschlag des aus den Schlünden der Zeit her langsam sich nähernden Geiers „Tod“ …

Ich wußte kaum: war er’s, der da, die Uhr in der Hand, zu mir sprach, oder war’s der Mund jenes Wesens in mir, das zuweilen aufwacht in einem einsamen Herzen, wenn man an die verschlossenen Schreine rührt, die vergessene Erinnerungen heimlich behüten, damit sie nicht zu Moder verfallen? Manchmal ertappte ich mich dabei, wie ich dem Antiquar zunickte, und dann wußte ich: er hat etwas gesagt, was mir bekannt gewesen war, aber wollte ich mir die Worte überlegen, so gelang es mir nicht, sie glitten nicht, wie sonst gesprochene Worte tun, in nahe Vergangenheit hinab, aus der ich sie zurückfangen und mit dem Verstehen betasten hätte können - nein: sie erstarrten zu leblosen Gestalten, dem Ohr fremd und unfaßbar, kaum, daß ihr Klang erloschen war; ich begriff ihren Sinn nicht mehr; sie hatten sich aus dem Reiche der Zeit in das Reich des Raumes verirrt und umstanden mich als tote Masken.

„Wenn doch die Uhr wieder gehen wollte!" sagte ich laut in meiner Qual mitten hinein in die Rede des Händlers.

Ich hatte damit mein Herz gemeint, denn ich fühlte: es wollte vergessen zu schlagen, und mir graute bei dem Gedanken, der Zeiger meines Lebens könnte plötzlich stehenbleiben vor einer phantastischen Blume, dem Gesicht eines Tieres oder eines Dämonen, wie der Weiser auf jenem Zifferblatt mit den vierzehn Stunden. Ewig gebannt wäre ich in geronnene Zeit.

Der Antiquar gab mir die Uhr zurück - er glaubte wohl, ich spräche von ihr.

Als ich durch die verödeten nächtlichen Gassen schritt, geradeaus, dann kreuz und quer über schlafende Plätze und an träumenden Häusern vorbei, von blinkenden Laternen geleitet und doch meines Weges gewiß, da mußte ich denken, der Antiquar habe mir anvertraut, wo der Uhrmacher ohne Namen wohne, wo ich ihn finden würde und wo die Mauer stünde, die den Ulmenpark umschließt. Hatte er denn nicht gesagt, nur der Alte könnte meine Uhr wieder gesund machen? Woher wüßte ich es sonst!

Auch den Weg zu ihm mußte er mir geschildert haben, und hatte ich selbst mir ihn auch nicht gemerkt - meine Füße schienen ihn genau zu wissen: sie führten mich hinaus aus der Stadt auf die weiße Straße, die zwischen sommerhauchenden Wiesen hinein in die Unendlichkeit lief.

An meine Fersen geheftet, glitten die schwarzen Schlangen hinter mir drein, die das grelle Mondlicht aus der Erde gelockt hatte. Waren sie es, die mir die vergifteten Gedanken schickten: Du wirst ihn nimmermehr finden; er ist vor hundert Jahren gestorben!?

Um ihnen zu entrinnen, bog ich scharf ab nach links in einen Seitenpfad, und da tauchte auch schon mein Schatten aus dem Boden und schluckte sie in sich ein. Er ist gekommen, mich zu führen, begriff ich, und es war mir eine tiefe Beruhigung, ihn so unbeirrbar und, ohne zu wanken, schreiten zu sehen; beständig blickte ich auf ihn hin, froh, des Weges nicht achten zu müssen. Allmählich kam jenes unbeschreiblich seltsame Gefühl wieder über mich, das ich als Kind gehabt, wenn ich für mich allein das Spiel spielte: mit geschlossenen Augen festen Schrittes vor mich hinzugehen, unbekümmert, ob ich fallen würde oder nicht: – es ist wie ein Losreißen des Körpers von aller irdischen Furcht – wie ein Jauchzen des Innern, wie ein Wiederfinden des unsterblichen Ichs, das da weiß, mir kann nichts geschehen!

Da ließ der Erbfeind von mir ab, den der Mensch in sich trägt: der nüchterne kalte Verstand, und mit ihm der letzte Zweifel, ich würde den, den ich suchte, nicht finden.

Dann, nach langer Wanderung, eilte mein Schatten auf einen breiten, tiefen Graben – entlang der Straße – zu, schwand hinab und ließ mich allein; ich wußte: jetzt bin ich am Ziel. Warum hätte er mich sonst verlassen!

Die Uhr in der Hand, stand ich in der Stube dessen, von dem ich wußte, nur er allein kann sie wieder in Gang bringen.

Er saß vor einem kleinen Ahorntisch und blickte durch

eine Lupe, die an einem Kopfband vor seinem Auge befestigt war, regungslos auf ein glitzerndes winziges Ding auf dem hellgemaserten Holz. Hinter ihm an weißer Wand – im Kreis geordnet, wie ein großes Zifferblatt – stand in verschnörkelter Schrift der Satz:

„Summa Scientia Nihil Scire."

Ich atmete tief auf: hier bin ich geborgen! ... der Bannspruch hält alles verhaßte Denkenmüssen fern, jegliches Rechenschaftfordern: wie bist du hereingekommen, durch die Mauer, durch den Park?

Auf einem Bord, bezogen mit rotem Samt, liegen Uhren, wohl an die hundert – aus blauem, aus grünem, aus gelbem Email – juwelengeschmückt, graviert, gerippt, glatte und gekerbte, manche flach, manche bauchig wie Eier. Ich höre sie nicht: sie zirpten zu leise, aber: die Luft, die über ihnen schwebt, muß lebendig sein, von dem unmerklichen Geräusch, das sie erzeugen –. Vielleicht rast dort der Sturm eines Zwergenreiches.

Auf einem Postament steht ein kleiner Felsen aus fleischfarbenem Feldspat, geädert, bunte Blumen aus Halbedelstein wachsen darauf; mitten unter ihnen, als plane er nichts Böses, wartet der Knochenmann mit der Sense, sie abzumähen: eine „Trödleinsuhr" aus romantischem Mittelalter. Wenn er mäht, dann schlägt er mit dem Griff seiner Sense auf die feine Glasglocke, die neben ihm steht, halb Seifenblase, halb wie der Hut eines großen Märchenpilzes.

Das Weiserblatt darunter ist der Eingang zu einer Höhle, darin Zahnräder starren.

Bis hinauf zur Decke des Zimmers, links und rechts sind die Wände behängt mit Uhren, mit Uhren: alten mit stolzen ziselierten Gesichtern, kostbar und reich; gelassen die Perpendikel schwingend, predigen sie mit tiefem Baß ihr ruhevolles Tack-Tack.

In der Ecke eines in gläsernem Sarg, ein aufrechtstehendes Schneewittchen, tut, als schliefe es, aber ein leises rhythmisches Zucken mit dem Minutenzeiger verrät, daß es die Zeit nicht aus dem Auge läßt. Andere, nervöse Rokokodämchen - das Schönheitspflästerchen als Schlüsselloch - sind mit Zierat überladen und ganz außer Atem, so trippeln sie sich ab, einander den Rang abzulaufen und den Sekunden zuvorzukommen. Daneben die winzigen Pagen, sie kichern dazu und hetzen: Zick, Zick, Zick.

Dann eine lange Reihe, strotzend in Stahl, Silber und Gold - wie schwergeharnischte Ritter; sie scheinen bezecht zu sein und zu schlummern, denn bisweilen schnarchen sie laut auf oder rasseln mit ihren Ketten, als ob sie mit dem Gotte Kronos selbst einen Strauß auszufechten gedächten, wenn sie aus ihrem Rausch erwachen.

Auf einem Sims sägt ein Holzknecht mit Mahagonihosen und funkelnder Kupfernase die Zeit entzwei in Sägespäne …

Worte des Alten rissen mich aus meiner Beschaulichkeit: „Alle sind krank gewesen, ich habe sie wieder gesund gemacht.“ Ich hatte seiner so gänzlich vergessen, daß ich zuerst glaubte, es sei das Schlagen einer der Uhren gewesen.

Die Lupe an dem Kopfband saß, emporgeschoben, jetzt an der Mitte seiner Stirn - wie das dritte Auge des Schiva - und ein Funke glomm darin: Widerschein der Ampel an der Decke.

Er nickte mir zu und hielt meinen Blick mit dem seinigen fest: „Ja, krank sind sie gewesen; sie haben gedacht, sie könnten ihr Schicksal ändern, wenn sie schneller gehen oder langsamer. Sie hatten ihr Glück verloren an den Dünkel, sie seien die Herren der Zeit. Ich habe sie von diesem Wahn befreit und ihnen die Ruhe ihres Lebens wiedergegeben. So mancher findet, wie du, in den Nächten des Mondes im Schlaf den Weg aus der

Stadt heraus zu mir, bringt mir seine kranke Uhr, klagt und bittet, ich solle sie heilen, aber am nächsten Morgen hat er alles wieder vergessen – auch meine Arznei."

„Nur die, die den Sinn meines Wahlspruchs erfassen", er deutete über die Schulter auf den Satz an der Wand, „nur die lassen die Uhren hier in meiner Obhut."

Ich ahnte dunkel: in dem Bannspruch lag noch ein Geheimnis verborgen. Ich wollte fragen, aber der Greis hob drohend die Hand: „Nicht wissen wollen! Lebendiges Wissen kommt von selbst! Dreiundzwanzig Buchstaben hat der Satz; sie stehen als Ziffern auf dem Weiserblatt der großen unsichtbaren Uhr, die eine Stunde weniger zeigt als die Uhren der Sterblichen, aus deren Rund es kein Entrinnen gibt; darum spotteten die ‚Verständigen': sieh da! der Wahnsinn! – Sie höhnen, sie sehen die Warnung nicht: Laß dich nicht fangen von der Kreisschlinge ‚Zeit!' – sie lassen sich führen vom tückischen Zeiger ‚Verstand', der ewig neue Stunden verspricht und immer nur alte Enttäuschungen bringt."

Der Alte schwieg. Ich reichte ihm mit stummer Bitte meine tote Uhr hin. Er nahm sie mit seiner schönen schmalen weißen Hand und lächelte kaum merklich, als er sie geöffnet und einen Blick hinein geworfen hatte. Behutsam tastete er mit einer Nadel in das Räderwerk und nahm die Lupe wieder vor. Ich fühlte: ein gütiges Auge spähte mir ins Herz hinein.

Nachdenklich betrachtete ich sein ruhevolles Gesicht. Wie habe ich mich nur – als Kind – so vor ihm fürchten können, fragte ich mich.

Dann faßte mich ängstlicher Schrecken an: er, auf den ich doch hoffe und vertraue, ist nicht wirklich – jetzt, jetzt wird er verschwinden! Nein, zum Glück: nur das Licht in der Ampel hatte geflackert und meine Augen zu täuschen gesucht.

Und wieder starrte ich ihn an und grübelte: heute zum

ersten Male habe ich ihn gesehen? Das kann nicht sein! Wir kennen uns doch seit …? Da durchzuckte mich Erinnerung wie ein heller Blitz: niemals war ich als Schulbub an einer weißen Mauer entlanggelaufen; niemals hatte ich mich vor einem wahnsinnigen Uhrmacher gefürchtet, der hinter ihr hausen sollte; das leere, mir unverständliche Wort „wahnsinnig“ war's gewesen, das mich geschreckt hatte in frühester Jugend, als man mir drohte, ich würde „es“ werden, wenn ich nicht bald zu Verstand käme.

Aber der Greis da – vor mir –, wer war er? Auch das glaubte ich zu wissen: ein Bild – ein Bild –, kein Mensch! Was konnte es anderes sein! Ein Bild, das – eine Schattenknospe meiner Seele – in mir heimlich gewachsen war; ein Samenkorn, hatte es Wurzel gefangen, als ich zu Beginn meines Lebens in einem kleinen weißen Bette lag, an der Hand gehalten von der alten Kinderfrau, und ihre eintönigen Worte in den Schlaf hinübernahm … ja, wie hatten sie nur gelautet? Wie hatten sie nur gelautet? …

Bitterkeit stieg mir in die Kehle, brennende Trauer: so war also doch alles haltloser Schein hier rings um mich! Vielleicht nur eine Minute noch, und ich stehe – ein erwachter Schlafwandler – draußen im Mondlicht und muß heimwandern zu den verstandesbesessenen geschäftigen Lebenden – Toten in der Stadt!

„Gleich, gleich ist's vorüber!“ hörte ich des Uhrmachers beruhigende Stimme, aber es gab mir keinen Trost; denn mein Glaube an ihn war aus meiner Brust genommen.

Wie haben die Worte der Kindsfrau gelautet? – wollte, wollte, wollte ich wissen … Langsam, langsam tauchten sie mir auf – Silbe für Silbe:

„Bleibt in der Brust das Herz dir stehn,
bring's ihm nur;
jede Uhr
macht er wieder gehn.“

„Da hat sie recht gehabt“, sagte der Uhrmacher gelassen, legte die Nadel aus der Hand; und im Nu zerstoben meine düsteren Gedanken.

Er stand auf und hielt die Uhr fest an mein Ohr; ich hörte: sie ging – regelmäßig und genau im Takt mit dem Pulsschlag meines Blutes.

Ich wollte ihm danken – fand die Worte nicht, erstickt von Freude, und von – Scham, an ihm gezweifelt zu haben.

„Gräm dich nicht!“ tröstete er, „es war nicht deine Schuld. Hab’ ein kleines Rad herausgenommen und wieder eingesetzt. Uhren wie diese sind sehr empfindlich; sie vertragen bisweilen die Zweite Stunde nicht! Hier! Nimm sie wieder, aber verrate niemand, daß sie geht! Man würde dich nur verhöhnen und dir zu schaden trachten. Sie hat dir von Jugend an zu eigen gehört, und du hast an die Stunden geglaubt, die sie zeigt: vierzehn statt eins bis – Mitternacht, sieben statt sechs, Sonntag statt Werktag, Bilder statt toter Zahlen! Bleib ihr weiter treu, doch sage es niemand! Nichts dümmer, als ein eitler Märtyrer sein! Trag sie verborgen am Herzen, und in der Tasche trage eine der bürgerlichen Uhren, der staatlich geeichten mit dem braven schwarz-weißen Zifferblatt, damit du auch immer nachsehen kannst, wie spät es für die anderen ist. Und laß dich nie vergiften vom Pesthauch der ‚Zweiten Stunde‘! Tödlich ist sie wie ihre elf Schwestern. Rot fängt sie an, verheißungsvoll wie Morgenrot, schnell wird sie rot wie Feuersbrunst von Blut. Die Stunde des Ochsen nennen sie die alten Völker des Ostens. Jahrhunderte versinken, und friedlich läuft sie ab: der Ochs pflügt. Aber plötzlich – über Nacht – werden die Ochsen zu brüllenden Büffeln, gehetzt vom Dämon mit dem Stierkopf, und zertrampeln in blinder, viehischer Wut die Fluren; dann: lernen sie wieder ackern; die bürgerliche Uhr geht ihren alten Gang, doch den Weg aus dem Bannkreis der Zeit des Menschentieres weisen auch ihre Zeiger nicht. Trächtig sind alle ihre Stunden - jede mit einem anderen Ideal -, aber was zur Welt kommt, ist ein Wechselbalg.

Deine Uhr ist stehengeblieben um zwei, um die Stunde der Vernichtung; an ihr ist sie gnädig vorbeigegangen. Andere sterben daran und verirren sich ins Reich des Todes; sie hat den Weg zu mir gefunden - zu dem, aus dessen Händen sie hervorgegangen ist. Das dankt sie dir! Sie konnte es nur, weil du sie ein Leben lang liebevoll behütet und nie Ärgernis genommen hast an ihr, daß ihre Zeit nicht die der Erde ist."

Er geleitete mich zur Tür, gab mir die Hand zum Abschied und sagte: „Vor einer Weile hast du gezweifelt, ob ich lebe. Glaube mir: ich bin lebendiger als du! Du kennst jetzt genau den Weg zu mir. Bald sehen wir uns wieder; vielleicht kann ich dich lehren, wie man kranke Uhren gesund macht. Dann - er deutete auf seinen Wahlspruch an der Wand -, dann mag der Satz sich schließen für dich zur Vollendung:

Nihil scire - omnia posse.
Nichts mehr wissen - alles können!"

Die Stadt mit dem heimlichen Herzschlag

Die Stadt, die ich meine, ist das alte *Prag.* Als ich vor 45 Jahren aus dem nebligen Hamburg vom Lotsen Schicksal in diese seltsame Stadt geführt, schon am ersten Tag eine lange Wanderung durch die mir unbekannten Straßen unternahm, da blendete mich eine helle Sonne, die in sengender Glut über den altertümlichen Häusern brütete, - eine Sonne, die so ganz anders schien als der frohe Himmelsglanz, den ich von meiner Kindheit her kannte aus dem hellen, sorgenlosen Bayern. Wer lange in Deutschland gelebt hat, ist angesteckt von der sinnlosen Sucht zu fragen, wenn er in der Fremde ein Standbild, ein ehrwürdiges Gebäude, eine Burg, einen Berg oder sonst etwas erblickt: Wie heißt das oder jenes? - Wer hat diesen Palast erbaut? - Welchen Namen trägt der ragende Ritter dort auf dem Denkmal?

Schon damals, als ich über die uralte Steinerne Brücke schritt, die hinüberführt über die ruhevoll fließende Moldau zum Hradschin mit seinem den finsteren Hochmut alter Habsburggeschlechter aushauchenden Schloß, da befiel mich ein tiefes Grauen, für das ich keine Erklärung wußte. Jene Bangigkeit hat mich seit diesem Tage nicht einen Augenblick verlassen, solange ich - ein Menschenalter hindurch - in Prag lebte, der Stadt mit dem heimlichen Herzschlag. Sie ist nie mehr ganz von mir gewichen; sie senkt sich heute noch auf mich herab, wenn ich an Prag zurückdenke oder nachts von ihm träume. Alles, was ich je erlebt, kann ich vor das innere Auge rufen, als stünde es lebenstrotzend da ... banne ich jedoch Prag vor meinem Blick, so wird es deutlicher als alles andere - so deutlich, daß es nicht mehr wirklich, sondern gespenstig erscheint. Jeder Mensch, den ich dort gekannt, gerinnt zum Gespenst und zum Bewohner eines Reiches, das Tod nicht kennt.

Marionetten sterben nicht, wenn sie von der Bühne verschwinden; und Marionetten sind alle Wesen, die die Stadt mit dem heimlichen Herzschlag zusammenhält. Andere Städte, so alt sie auch sein mögen, muten mich an wie unter der Gewalt ihrer Menschen stehend; wie desinfiziert von keimtötenden Säuren – Prag gestaltet und bewegt wie ein Marionettenspieler seine Bewohner von ihrem ersten bis zu ihrem letzten Atemzug. Wie Vulkane Glut aus der Erde speien, so speit diese unheimliche Stadt Kriege und Aufruhr in die Welt, und es mag wahrlich kein Wahn sein, wenn die wenigen, die offene Augen haben, sagen: Sie hat heimlich die ersten Funken des letzten Krieges entfacht! – – Auf ihrem Altstädter Ring ist am Rathaus eine große, sagenumwobene astronomische Uhr mit den Tierkreiszeichen angebracht, darin öffnet sich Schlag Mittag ein Türchen, und heraus treten, einer nach dem andern, die zwölf Apostel; stumm, als hätten sie sich überzeugt, daß die Zeit, auf die sie geduldig warten, noch nicht gekommen sei, verschwinden sie wieder, verdrängt von einer dreizehnten Gestalt, dem Tod mit Hippe und Sandglas. Auch er geht, und über ihm kräht der Hahn der fernen Auferstehung wie eine Prophezeiung der Apokalypse. Er gibt das Zeichen, daß die hundert Türme der Stadt heulend einfallen, um das höhnische Kikeriki zu ersticken, das das ferne Zerbrechen aller Menschenzeit wahrhaben will. Ob dem längst zu Staub gewordenen Erbauer der Uhr solche Verkündigung vorgeschwebt hat?

Er soll wahnsinnig gewesen sein. Vielleicht stehen Wahnsinnige den letzten Dingen näher als solche mit „gesundem“ Menschenverstand. Und wahnsinnig – ganz heimlich und versteckt wahnsinnig – sind irgendwie die meisten Marionetten in Prag. Oder besessen von irgendeiner kuriosen Idee.

Alljährlich, am 16. Mai, kommen Tausende, zumeist Bauersfrauen mit bunten Kopftüchern und Mädchen mit heißen dunklen Augen aus den Dörfern Böhmens zu dem Standbild des Heiligen Nepomuk auf dem Rande der Steinernen Brücke gepilgert, das, umglüht von fünf rubinroten Laternen, in solchen Frühlingsnächten wie frei in der Luft schwebend durch silbrigen Dunst schillert und mit dem Gesicht des Jan Hus nach Süden blickt. Es ist die erzene Statue des Jan Hus und in Wahrheit nie die des Heiligen Nepomuk gewesen, aber das Volk weiß es nicht mehr - hat längst die Namen verwechselt, der heimliche Pulsschlag der Stadt spült alle Namen fort, zeugt Legende über Legende.

Stundenlang bin ich oft in hellen Mondscheinnächten auf der Kleinseite - dem Stadtviertel jenseits der Moldau, der Herzkammer Prags - umhergewandelt, jedesmal habe ich mich verirrt. Ein uraltes Palais, vor dem man fühlt: unmöglich kann darin seit Jahrzehnten ein Mensch gewohnt haben, so dicht ist der grünspanüberzogene Türknauf mit aschigem Staub bedeckt; daneben ein Barockgebäude mit opalisierenden Fenstern, die schimmern wie das Glas antiker römischer Tränenkrüge; dann wieder eine sich in die Unendlichkeit hinziehende dreimannshohe Mauer mit zerbröckelndem Bewurf, darein die Geisterhand der Stadt phantastische Tierköpfe und starrende Gesichter gezeichnet hat, die unbeweglich scheinen und doch jedesmal den Ausdruck wechseln, sooft man hinblickt. Ein betäubender Blütenhauch nach Jasmin oder Holunder fällt herab aus der Luft, und man ahnt: Irgendwo sind da Gärten, ungeheure Parks, versteckt, die vielleicht seit Menschengedenken kein Fuß betreten hat. Die Vermutung schleicht sich ins Herz, es möchte da drinnen in einem verfallenden Zimmer des

Hauses in einem längst vermoderten Bett eine zu Staub zerfallene Tote liegen, deren Dasein hier schon zu ihren Lebzeiten in Vergessenheit geriet. Oder ist es ein Kloster, um das diese Mauer gezogen ist? Von Mönchen oder Nonnen, die sich hinwegkasteit und -gebetet haben von der Außenwelt? Und sucht man sie am hellen Tag – vergebens: sie ist nicht mehr dort. Statt dessen ist eine Gasse da, ein Haus, dreistöckig, am Ende; man blickt zum Dach empor und sieht: ein zweites Haus steht auf dem ersten! Eine Sinnestäuschung? Nein, die Gasse biegt scharf im Winkel um wie ein im Ellenbogen angerissener Arm, steigt steil empor, und auf der Höhe ragt das zweite Gebäude. Ein merkwürdiger Mensch wohnt darin, der mit hoher Frauenstimme spricht, klein, bartlos, und aussieht wie Napoleon und Besuchern aus einem riesigen, in hebräischen Buchstaben geschriebenen Folianten wahrsagt. Einmal habe ich ihn aufgesucht, da hörte ich, als ich über die Schwelle seines Zimmers trat, wie er zu einem Fremden in gebrochenem Deutsch sagte: „Das Trommeln, das sie in der Nacht vor der Mauer zur Letzten Latern' gehört haben, kommt nicht von den Soldaten; es kommt von der Trommel des toten Ziska, der, bevor er starb, befahl, daß man ihm die Haut abzöge und auf eine Trommel spanne, damit man ihn hören könne, auch wenn er gestorben sei." – „Was haben Sie damit gemeint?" fragte ich, als wir allein waren. Er tat erstaunt und leugnete, solches gesagt zu haben. Später erfuhr ich, er vergäße alles sofort, kaum, daß er es ausgesprochen hätte. Er sei mondsüchtig – auch am hellichten Tag.

Später, als der große Krieg ausbrach, mußte ich an die Trommel Ziskas, des Einäugigen denken. Mir war, als begriffe ich dumpf eine Art schattenhaften Zusammenhangs. Oder war es Zufall? Ich glaube es nicht; die Stadt mit dem heimlichen Herzschlag hat eine seltsame Art, durch den Mund ihrer Marionetten zu reden!

Die geheimnisvolle Stadt

In uralter Zeit, lange vor der Regentschaft Königin Libuschas, die um das Jahr 700 Prag gegründet haben soll, sind sieben Mönche aus dem Innersten Asiens, dem Herzen der Welt, gewandert gekommen und haben - wie sie auch sonst noch an anderen Orten der Erde zu geheimnisvollem Zweck gepflogen - auf einem Felsen auf der linken Seite der Moldau, dort, wo jetzt der Hradschin, die Burg Prags, aufragt, ein Reis gepflanzt - so geht die Sage in Böhmen. Es heißt im Volksmund, das Reis sei ein Zwergwacholder gewesen, jener in phantastischen Formen waagrecht hinwachsende Strauch, der aussieht, als fege ein für unsere Sinne nicht fühlbarer Sturmwind beständig darüber hin: das mag wohl auch der Grund sein, weshalb man in vergangenen Zeiten behauptete, dort, wo solche Pflanzen gediehen, bräche in Intervallen der Orkan großer Kriege aus der Erde.

Seltsam ist, daß, wie ich viel später erfuhr, die Sage von den sieben wandernden Mönchen sich auch an die indische Stadt Allahabad knüpft. Allahabad trägt noch einen zweiten Namen: Prag! und heißt wie Praha (die tschechische Benennung für Prag) auf deutsch also: die Schwelle. -

Ich kenne keine Stadt, die wie Prag, wenn man in ihr wohnt und mit ihr geistig verwittert ist, einen so oft und in so merkwürdig zauberhafter Art lockt, die Orte ihrer Vergangenheit aufzusuchen. Es ist, als riefen die Toten uns Lebende bis an die Stellen, wo sie einst ihr Dasein verbracht, um uns zuzuraunen, daß Prag nicht umsonst den Namen „die Schwelle" führt - daß es in Wirklichkeit eine Schwelle zwischen Diesseits und Jenseits ist, eine

Schwelle, viel schmäler als an anderen Orten. - Dann geht man hin wie unter einem Zwang, man sieht und hört nichts, was man nicht schon wüßte, aber ein Gefühl, das man nie mehr vergessen kann, bis ins späte Alter, trägt man heim - ein eigentümliches Empfinden, irgendwie über eine Schwelle getreten zu sein.

Eines Tages - es mag ungefähr vierzig Jahre her sein - packte mich wieder, wie so oft schon, unvermittelt die gewisse unsichtbare Hand und zerrte mich unwiderstehlich fort von einer Partie Schach in einem Kaffeehaus, hinüber über die Moldau auf das alte Kleinseitsviertel, als harre meiner dort ein ungewöhnliches Erlebnis. Ich wußte genau, daß nichts dergleichen sich begeben würde; dennoch konnte ich das Ende der Partie kaum erwarten. Zuerst zogen wie Schemen einer Gegenwart, die keine war, so wenig paßten sie in den Hauch der immer unheimlichen Stadt, Bilder des täglichen Lebens an meinem Auge vorbei, dann alte wundervolle Paläste mit prunkhaft geschnitzten Holztoren, darauf bisweilen in Kreide geschrieben steht, daß Melniker Rotwein aus den fürstlichen Gütern beim Hausmeister billig zu haben sei: ausgedehnte Gärten hinter bröckelnden Mauern, die hie und da durchbrochen sind von vergoldeten Gittern. Dann in der Ferne inmitten eines verwilderten Parkes die Daliborka, der uralte Hungerturm. Ich weiß nicht, wer mich hineinführt - ich glaube, ein alter Mann mit einem Stelzbein. In eintönigem Singsang erzählt er mir, was ich so oft schon gehört habe: „Hier in diesem zwei Meter breiten lichtlosen Raum hat einst der Ritter Dalibor als ein Gefangener gelebt, bis er geköpft wurde. Mit einem eisernen krummen Nagel hat er im Laufe der langen Zeit eine tiefe Höhlung in die viele Ellen dicke Mauer gekratzt, um zu entfliehen. Es fehlte nur noch ein Fuß breit, da hat man es entdeckt und ihn zum Schafott gebracht. Und hier" - der Alte führt mich in einen kreisrunden Raum, in dessen Mitte ein Loch den Lichtschein der vergitterten Laterne frißt, wie ein Rachen der Erde - „hier oben, gnädiger Herr, waren die Gefangenen eingesperrt, die man zum langsamen Hungertod verurteilt hatte. Die letzte, sagt man, war die Gräfin Zahradka. Sie wurde schuldig befunden, ihren Sohn vergiftet zu haben. Später wurde ruchbar, sie hätte es getan, weil er einer teuflischen ketzerischen Sekte, genannt die Asiatischen Brüder, angehört habe. Daraufhin wurde für ihre arme Seele eine Messe drüben im Dom gelesen und die Daliborka für alle Zeiten geschlossen."

Ich hörte kaum hin, was der Führer da spricht; nur der Name „Asiatische Brüder" hallt mir im Ohr wider. „Die Gegenwart ist ewig und birgt alle Antwort unversehrt in ihrem Schoß, wer Fragen stellt nach der Vergangenheit und auch nach der Zukunft, der kann sie lösen jederzeit aus den Geschehnissen der Gegenwart, so er nur die Fragen richtig stellt und sie hinüberzurufen versteht über die Schwelle des Lebens" - so erinnere ich mich plötzlich, einmal in einem alten kabbalistischen Buch gelesen zu haben. Und ich beuge mich unwillkürlich vor über das Loch zu meinen Füßen, von dem Gefühl ergriffen, dort unten wisse der Moder der toten Gräfin eine Antwort auf meine halbe Frage; aber ich höre nur die eintönige Stimme des Führers hinter mir. Ich will den Alten fragen, ob er nichts Näheres wisse über die Asiatischen Brüder, die er erwähnt hat. Er blickt mir ängstlich auf die Lippen, und ich sehe, was ich bis dahin nicht bemerkt: daß er stocktaub ist und mich nicht verstehen kann.

Ich wandere zurück in die Neustadt, und an der Tür meiner Wohnung empfängt mich meine Dienerin mit der Nachricht, ein fremder Herr warte auf mich seit ein paar Minuten drin im Zimmer in einer wichtigen Angelegenheit. Es ist ein Mann, schäbig gekleidet, ungefähr fünfzig Jahre alt, mit dem unsicheren, scheuen Blick eines

Geisteskranken. Er springt auf, als ich eintrete, und hält mir zur Entschuldigung seiner Anwesenheit eine schmutzige Visitenkarte hin und stellt sich gleichzeitig vor. Ich glaube mich verhört zu haben, er murmelt: „Zahradka" und einen unverständlichen Vornamen dazu. Merkwürdig, wie tief sich dieser Name aus der Daliborka in meine Sinne eingefressen hat! sage ich mir, und werfe zur Prüfung einen Blick auf die Karte: richtig, da steht „Zahradka" und darunter: „Reisender der Wäschefabrik Weißwasser in Böhmen!" Der Mann ergießt einen konfusen Wortschwall über mich. Ich erwarte, er werde mir Waren zum Kauf anbieten. Nichts dergleichen geschieht. Er scheint den Zweck seines Hierseins vollkommen vergessen zu haben. Statt dessen erzählt er mir ein langes und breites: daß er in früheren Jahren einmal in „Kattun in Indien" gereist sei, dort zufällig und aus geschäftlichen Gründen einem Orden beigetreten sei, der Sat Bhai heiße, uralten Ursprungs, in grauer Vorzeit in unbekannter Absicht auf Wanderung von je sieben seiner Logenbrüder allerorten im Westen Niederlassungen gegründet habe, die stets den Namen „Die Schwelle" erhalten hätten. Ich fragte, ob es heutzutage irgendwo Mitglieder dieses Ordens gäbe. Herr Zahradka bejaht und gibt mir stockend und in seiner Erinnerung grübelnd einige Adressen in England und in Orissa in Indien an. Ob der Orden gewisse Absichten verfolge, frage ich. Er zuckte die Achseln: man sagt, wer beitritt, träte damit „über die Schwelle"; was damit gemeint sei, wisse er selber nicht oder habe es vergessen. Er streicht sich über die Stirn, lächelt verlegen und murmelt: „Sie müssen entschuldigen, mein Gedächtnis hat drüben sehr gelitten."

Dann schwätzt er noch eine Weile verworrenes Zeug, steht plötzlich, auf die Uhr sehend, auf und eilt hinaus. Mir Wäsche oder dergleichen zum Kauf anzubieten, unterließ er. Wäre ich ihm später nicht noch oft auf der

Straße begegnet, wer weiß, vielleicht hätte sich in mir die Vermutung festgesetzt, alles das nur geträumt zu haben. Als ich mich über ihn erkundigte, hieß es, er sei nicht richtig im Kopf, ein Säufer und bilde sich ein, ein Nachkomme der legendenhaften Gräfin Zahradka zu sein, die in der Daliborka zum Hungertod verurteilt wurde.

Als ich dann an die Adressen in England und Orissa schrieb, erfuhr ich, daß die Angaben des verrückten Wäschereisenden auf Wahrheit beruhten. Es gibt heute noch einen Orden dort, der den Namen Sat Bhai und Sikka führt; auch in Prag soll noch im Jahre 1760 eine Loge existiert haben, deren letzter Großmeister ein Graf Spork war. Das Logengebäude stand in Prag dort, wo jetzt die Hauptpost steht. Mitglieder waren auch Cola Rienzi und Petrarka. Auch ein Graf Zahradka ist in den alten Annalen verzeichnet. Als ich eines Tages durch die sogenannte Opatowitzer Gasse ging, sah ich über dem Portal eines ehrwürdigen Primatorenhauses in Stein gehauen das Wappen der Sat Bhais - der Asiatischen Brüder -, seltsamerweise war eine Papstkrone darüber angebracht. Ob jemals zutage kommen wird, was es damit für eine Bewandtnis hat?

Žaba

S. W. Herrn Dr. Sacrobosko Haselmayer, z. Zt. in der Irrenanstalt Prokopythal bei Prag.

Johannistag.

Lieber, hochverehrter Freund!

Wieviel Sonnenwendfeiern sind es jetzt wohl her, seit wir uns nicht mehr gesehen haben?! Ob Sie sich Ihres alten Studienkollegen in der Petrefaktenkunde noch entsinnen? Ich nehme es an.

Immer, wenn sich der Johannistag jährt, bemächtigt sich meiner eine seltsame Unruhe: jedesmal schürzt sich da für mich ein neuer Knoten in einem besonderen Schicksalsfaden, und verfolge ich diesen bedeutsamen Strahn zurück in die Vergangenheit, um den Sinn des Knotens zu ergrübeln, so finde ich als letzte einfache Wahrheit - losgelöst von jeder Einzelheit - die einfache schlichte Erkenntnis: er sei unendlich und hat keinen Anfang. Ich kann mir nur hinzudenken: er ist wohl nichts anderes als ein winziger Teil des großen Netzes, das wir die Gemeinsamkeit der Monaden nennen dürfen. Eins ist gewiß: in zweierlei Geflecht des Fatums ist der Mensch eingesponnen: das eine ist der Ablauf des Körpers von der Geburt bis zum Tod; und es haspelt sich ab - dieses äußere Erleben - in winzigen, engen, eiligen Maschen. Das andere Schicksal hat Siebenmeilenstiefel an, und seine Schritte sind lang und gemessen. Von ihm zu reden, hat wenig Zweck - entweder kennt es ein Mensch, oder er kennt es nicht! Ich habe auch gar nicht die Absicht, Sie, lieber Freund, mit Weisheit zu behelligen; ich schlug das Thema lediglich an, um Ihnen ein gemeinsames Gespräch aus alten Tagen ins Gedächtnis zurückzurufen und damit zugleich die Erinnerung an meinen Namen, falls Sie ihn wider mein Hoffen dennoch vergessen haben sollten.

Wie gesagt: jeder Johannistag bedeutet mir irgendwie eine Fußstapfe in dem Rhythmusschritt jenes zweiten „inneren" Schicksals; auch gestern wieder – am Vortag des heutigen Sonnenwendfestes – bemerkte ich bereits den beginnenden Zehenabdruck des sich niedersenkenden großen Fußes: ich begegnete zufällig dem Ihnen bekannten Maler Franz Taussig. Er führte mich in sein Atelier. Dabei fiel Ihr Name. Ich hielt es für überflüssig, zu sagen, daß ich Sie kenne, und war nur im Herzen froh, wieder von Ihnen hören zu dürfen. Noch ehe ich etwas erwidern konnte, verwandelte sich meine Freude in tiefes Erschrecken: ich mußte erfahren, Sie hätten an sich die ersten Anzeichen einer beständig fortschreitenden Geisteskrankheit bemerkt. Ich schreibe das absichtlich mit dürren Worten hin – so rücksichtslos und roh es beim ersten Augenblick klingen mag –, um Ihnen zu beweisen, daß ich bestimmt weiß: Ihr Leiden wurzelt keineswegs in einer Krankheit – im Gegenteil: in der klaren Wahrnehmung wirklich vorhandener Bilder, die mit Gesichtern oder schemenhaften subjektiven Vorstellungen nicht das geringste zu tun haben!

Der Erzählung des jungen Malers entnahm ich: es stellen sich bei Ihnen in regelmäßigen Zeitabständen immer die gleichen „Halluzinationen" ein, so daß Sie oft wochenlang keinen Schlaf finden und deshalb angsterfüllt den Rat eines Irrenarztes angerufen hätten. Als ich nach den näheren Umständen fragte, holte der Künstler hinter der Staffelei zwei Bilder hervor. Er hätte sie, behauptete er, unter dem Eindruck der lebendigen Schilderung Ihrer Visionen auf der Leinwand festgehalten. – „Es wurde mir dabei sehr merkwürdig zumute – so, als ob alles wirklich vor mir auftauchte, oder eine fremde Hand in der meinigen den Pinsel führe", sagte er wörtlich.

Ich muß wohl blaß bis in die Lippen geworden sein, als ich einen Blick auf die Gemälde warf, denn er lief erschreckt hinaus und kam mit einer Kognakflasche bewaffnet zurück. Wortlos zog ich aus meiner Brieftasche ein paar kleine vergilbte (ich trage sie seit 45 Jahren als Andenken bei mir), laienhaft entworfene Bleistiftskizzen und hielt sie ihm hin. – Die Reihe, bleich zu werden, war jetzt an ihm, denn sie glichen haargenau dem Vorwurf seiner Bilder. Er bestürmte mich mit Fragen. Ich schützte Übelkeit vor und ging. – Immer besser: es jungen Menschen zu überlassen, selber gewisse Nüsse zu knacken, statt ihnen dabei behilflich zu sein! Nur so lernen sie, die „Großen Fußstapfen des Schicksals" zu erkennen, und üben sich im Ergrübeln, wie wohl das Antlitz dessen aussehen mag, der so weite Schritte zu tun vermag! – –

Wie ich zu den beiden Skizzen kam und was es für eine Bewandtnis hat mit den Visionen? Ich muß da auf ein Erlebnis meiner Jugendjahre zurückgreifen:

Schon als Gymnasiast war ich erpicht, Versteinerungen und andere Petrefakten zu sammeln. Ob dem ein gesunder Hang, die Geschichtsunterrichtsstunden zu schwänzen – insbesonders weil es mir widerstrebte, die Ruhmestaten Alexanders des „Großen" und anderer besoffener serbischer, antiker Feldwebel auswendig zu lernen –, zugrunde lag oder wirkliche Sammelwut, ich ahne es nicht –, die Tiefen der menschlichen Seele sind unergründlich. Sie wissen ja selbst, lieber Freund: mit Sammelgier beginnt es; dann später wird einem eingeredet, man müsse sich dessen schämen, und schließlich zieht man gelehrsame falsche Schlüsse aus den gefundenen Versteinerungen und wird selber ein Petrefakt oder ein Lehrer auf diesem Gebiet, was dasselbe ist.

An einem Johannistag wanderte ich hinaus in die Kalkfelsen des Prokopytals, ausgestattet mit Rucksack, Geologenhammer und Meißel. Schon damals wußte ich um die Bedeutsamkeit dieses Tages, nur war mein Herz noch eingestellt auf den heißen Wunsch, eine Versteinerung der Trilobita paradoxida zu finden. Das ist lange her. Die Vorliebe für Trilobiten ist mir inzwischen abhanden gekommen; Paradoxe hab ich noch immer gern. - Wo jetzt das Irrenhaus steht, ragte zu meiner Zeit der Gipfel des Felsens empor mit einer tiefen Höhle, daß es in der Dämmerung aussah, als gähne ein unheimlicher fahlweißer Riese. - Darin habe der Heilige Prokop vor Jahrhunderten gehaust, sagt man. Aus dem Herzen Asiens soll er hergewandert sein. Nach der Beschreibung in einem verwitterten Archiv dürfte er ein Tibeter gewesen sein. - Schon oft hatte ich um die Mittagsstunde aus der Höhle, zu der kein Eingang führte, eine Glocke schrillen hören, und als ich nach der Ursache fragte, hieß es: eine uralte, blödsinnige, taubstumme Zigeunerin, Zaba genannt - was soviel bedeutet wie „der Frosch" -, lebe darin seit mehr als 80 Jahren. Sie sei einst eine Hexe gewesen und jetzt völlig teilnahmslos; nur mittags läute sie mit einer geborstenen Kuhglocke, worauf man ihr Brot und Wasser außen an dem Felsen mit einem Strick herabließe. Die Frauen des Dorfes erzählten, sie hätte in ihrer Jugend ein Liebesverhältnis mit dem Teufel gehabt, sei immer noch schwanger und könne nicht niederkommen. - -

Die Neugierde packte mich, und ich erklomm den fast glatten, senkrechten Felsen. Oft meinte ich fallen zu müssen, und es ist nicht übertrieben, wenn ich sage: nur der feste Glaube, an einem Johannistag sei ich gefeit, gab mir immer neue Kraft. Endlich konnte ich mit den Händen den unteren Rand des gähnenden Rachens fassen und hineinspähen. Ein trockener, erstickender Hauch wie von Asche und Moder quoll mir entgegen, und ich sah ein zum Skelett abgezehrtes nacktes Weib hocken wie ein Frosch, die Hände vor sich auf den Boden gestützt. In ihren weit aufgerissenen, wimpernlosen, gelben Augen glänzte der Widerschein der Mittagssonne. Sie schienen blind zu sein und starrten regungslos wie die einer Toten in die Ferne. Kaltes Entsetzen würgte mich. Wie lange ich dort hing? – ich weiß es nicht. Ich weiß nur: wie in halber Ohnmacht sah ich die Greisin verschwinden hinter einer Fata Morgana – oder was es sonst war. Ich fühlte mich plötzlich weit weg von der Höhle, sah den unheimlichen, ewig dürren Baum, der damals in Wirklichkeit oben über der Grotte auf dem Felsgipfel stand und merkwürdigerweise niemals morsch wurde, trotzdem er keine Blätter trieb; sah unter mir die Landschaft sich verändern: die Moldau und ihre Ufer verwandelten sich in ein wie vorsintflutlich anmutendes Bild; ich sah eine fremdartige mittelalterliche Terrasse aus einer opalisierenden Nebelstadt aufsteigen mit phantastischen Gestalten darauf ... Ich ahnte nicht, wie ich an dem glatten Felsen wieder herunterklettern konnte, ohne abzustürzen. – „Selbstverständlich war es nur Sinnestäuschung, hervorgerufen durch die Angst meiner Nerven“, sagte ich mir später gar oft, wenn ich die Bleistiftskizzen wieder zur Hand nahm, die ich damals, als ich kaum zu Hause angekommen war, entworfen hatte. Ich hätte im Laufe der Zeit das Erlebnis wahrscheinlich vergessen, wenn es nicht – in jeder Johannisnacht, sooft die Feuer auf den Höhen um Prag aufflammten, vor meinem Blick neu erstanden wäre! – Man sagt: wirklich Gesehenes unterscheidet sich von Vision durch schärfere Deutlichkeit. Wenn dem so wäre, dann müßte das Bild wirklich sein und die Außenwelt verweht zu Traum. –

Nach ungefähr zehn Jahren zog's mich abermals hinaus zur Prokopyhöhle. Sie war abgesprengt; man hatte Zement aus dem Kalkstein gemacht und ihn in Säcken in die Stadt gefahren. Vielleicht trägt heute so manches Haus Spuren der Asche der Žaba in seiner Haut. –

Kaum hatte ich mich niedergelegt auf den dürren Moosfleck, der wie eine rostfarbene große Narbe den Hals des enthaupteten Felsens verschloß – in halber Erwartung, das alte Bild wiederkehren zu sehen, da war mit einem Male der Himmel geteilt: eine dunkle Wand schob sich vor meinen Blick und immer deutlichere und klarere Umrisse wurden in ihr erkennbar – ruckweise hervortretend, als entrolle der Rhythmus des Herzschlags in meiner Brust eine Art Film und sende ihn mühevoll mit dem pulsierenden Blut empor in das Hirn. – Es war eine fremdartige Stadt wie eine tibetanische Klosterfestung, auf einem Felsen erbaut. Als ich die Skizze einem Psychoanalytiker zeigte, meinte er lächelnd, das Bild sei leicht zu deuten; leider fehle ihm die nötige Zeit, es mir zu erklären; es sei das Widerspiegeln gewisser sexueller Kindheitserinnerungen, worauf besonders die vielen Galgen unter den Klosterzellen sprächen und die auf die Felsenstadt zufliegenden Engel mit Kreuzen, Posaunen und Kelchen. – Mir geht das nicht ein. Ich weiß eine bessere Erklärung! Ist es gar so dumm, anzunehmen: der Heilige Prokop hat während seines Lebens in der Höhle oft zurückgedacht an sein heimatliches Tibet, und das Bild seiner glühenden Sehnsucht hat sich auf uns unerklärlicherweise eingeätzt in die Atmosphäre des nach ihm benannten Prokopytals? – Und was das erste Bild betrifft: schwerer ist es wohl zu deuten als das zweite, aber wenn ich mich hineinzudenken versuche in das Dasein der alten Žaba … vielleicht ist die Vorstellungskraft einer Seele in einem blinden, tauben und stummen Leib zeugungsmächtiger als in einem durch die Sinne der Außenwelt zugekehrten? – Hat die Seele jener rätselhaften Zigeunerin sich das alles nur erdacht, oder war es phantastisches Zerrbild von Erinnerungen an Geschehnisse aus Zeiten von ihrer Geburt? Vielleicht ist's eine gigantische Fußstapfe aus fernster Vergangenheit der Greisin gewesen – eine Sohlenspur des großen wandernden Etwas, dessen winzigster Teil die Žaba war! –

Sie sehen, verehrter Freund: das, was Sie erleben und für krankhafte Halluzination halten, ist nichts als ein Aushauch des Ortes, wo Sie sich jetzt befinden; steht doch das Sanatorium auf demselben Fleck wie einst die Höhle Prokops und der Žaba. – Hab doch auch ich mich vor 45 Jahren dort seelisch angesteckt!

Bezahlen Sie dem Herrn Irrenhausdirektor seine Rechnung und verlassen Sie laut jauchzend das Lokal! Nur sagen Sie ihm um Gottes willen nichts von meinem Brief; sonst fängt er mich mit dem Lasso ein, um einen neuen Patienten zu gewinnen!

Mit dem Ausdruck vorzüglicher Hochachtung verbleibe ich, sehr verehrter Herr Dr. Haselmayer,

Ihr treuergebener
Gustav Meyrink.

Dr. Haselmayers weißer Kakadu

Jeder Gebildete weiß, daß Doktor Sacrobosco Haselmayer, der vor einigen Jahren am Morgen seines achtzigsten Geburtstages angeblich tot in seiner Bibliothek zu Prag aufgefunden wurde, die uralte Theorie versunkener Zeitläufe zu neuem Leben erweckte, der Mensch sei im symbolischen Sinne nur ein Ei, das, richtig bebrütet, auf geheimnisvolle Weise, einem - sagen wir kurz: „himmlischen" Vogel das Leben gäbe.

Allgemein bekannt ist: Doktor Haselmayer war einer der merkwürdigsten Sonderlinge des jetzigen und vorigen Jahrhunderts. Eine Straße ist nach ihm benannt. Er hielt sich ein Menschenleben lang einsiedlergleich in seinem Barockpalais in der Opatowitzer Gasse verschlossen, das, einst um 1780 Stammsitz eines Grafen Sporck gewesen, in einer Flucht von Zimmern und Sälen die heute so berühmte Haselmayersche Bibliothek birgt.

Ich schätze mich glücklich, einer der wenigen Lebenden zu sein, die den seltsamen Gelehrten jemals zu Gesicht bekommen haben: vielleicht können sich dessen außer mir nur noch zwei Personen rühmen: der greise Maler Sedlacek und eine bucklige böhmische Gemüsefrau, bei der Doktor Sacrobosco Haselmayer täglich bei Morgengrauen eine Tüte Sonnenblumenkerne kaufte - wie sie mir sagte, hat er nur von solchen Früchten - wie ein Papagei - gelebt.

Das steinerne Wappenschild, das über dem Portal in der Mauer eingelassen ist, zeigt in zahlreichen Feldern die Symbole und Pantakel eines alten asiatischen Ordens, die „Sat Bhais", von dem berichtet steht, er sei vor Jahrhunderten erloschen: ein Eber, sieben krummschnablige

Vögel und vieles mehr. Eine später zuoberst des Schildes angebrachte Papstkrone verhüllt das eigentliche Geheimnis der Herkunft.

Sieben Vögel! Sat Bhais! – so heißt eine asiatische Papageienart, die die Gewohnheit hat, zu siebent zu fliegen. – Der Sage nach wurde einst Prag von sieben arabischen Wanderern gegründet! Ob sie Sat Bhais waren? Ob Doktor Haselmayer ein Sat Bhai war? Sind es die Überlieferungen jenes Ordens gewesen, aus denen er sein oft so phantastisch anmutendes Wissen schöpfte? In seinem schriftlichen Nachlaß wurde nichts gefunden, was darauf hingewiesen hätte! – – Phantastisch?!: lieber möchte ich sagen: teuflisch. Klingt es denn nicht teuflisch, wenn man hie und da als Marginalien von seiner Hand in Pergamentbänden aus der Bibliothek liest: „Froschlaich brüten sie aus, die Menschen! Selten einer unter ihnen, der da weiß: ich trage das Ei eines freien Vogels des Äthers in meiner Brust. Kennte ich nur einen einzigen, der gleich mir um das Geheimnis, es zu bebrüten, weiß, ich wäre nicht mehr einsam.“ – –

Die Bibliothek Doktor Haselmayers ist in den Besitz der Stadt Prag übergegangen: sie umfaßt 180000 Bände und gilt als vollständig. Doch das ist ein Irrtum: ein Band fehlt! und diesen Band besitze – ich! Jawohl: ich. Ich habe ihn von der besagten Gemüsefrau erworben. Sie behauptete, das Buch müßte vom Fensterbrett des Gelehrten in der Nacht seines Todes heruntergefallen sein, denn frühmorgens hatte sie es vor ihrem Laden auf dem Pflaster liegend gefunden. Der Einband zeigt deutliche Spuren von Schnabelbissen. Das ist sehr merkwürdig, denn bei der Totenschau in den Räumen Doktor Haselmayers fanden sich keinerlei Spuren, daß ein Vogel mit ihm zusammen gehaust hätte. Man war darob ein wenig enttäuscht gewesen, denn in der Stadt hatte es immer geheißen, der alte Herr hätte einen Vogel. Ich vermute, das Gerede entstand wegen der vielen Sonnenblumenkerne, die er täglich bei der Hökerin kaufte. –

Wer oder was hat also so fest in den Deckel gebissen? frage ich mich oft, wenn ich das Buch betrachte. – Mag sein, Doktor Haselmayer hatte doch einen Vogel – einen äußerst reinlichen vielleicht – und dieser hat in der Nacht das Buch gepackt (warum? ja wissen wir denn, was in der Seele eines Papageis bisweilen vorgehen kann!), ist zum offenen Fenster hinausgeflogen und hat es bei dieser Gelegenheit fallen gelassen. Das ist die eine Möglichkeit. – – Es gibt aber noch eine zweite. Und an diese glaube ich. Ich will sie ruhig aussprechen. Auf die Gefahr hin, für einen Narren gehalten zu werden.

Ich stelle fest: am Morgen des achtzigsten Geburtstages Doktor Sacrobosco Haselmayers drang die Polizei gewaltsam in dessen Wohnung ein, alarmiert von irgendeinem Anonymus. Der schwarze Anzug des Gelehrten saß ruhevoll in einem Lehnstuhl; von dem Greis selbst: keine Spur. Das Haus konnte er nicht verlassen haben, denn sämtliche Türen waren von innen verriegelt gewesen. Warum man das alles vertuscht hat? Ja, wissen wir denn, was in der Seele der Polizei bisweilen vorgeht?!

Ich meinerseits glaube: Doktor Haselmayer ist gar nicht gestorben – was man so gemeinhin unter „sterben" versteht –, sondern hat sich in einen Vogel, und zwar in einen weißen Kakadu verwandelt. Und warum gerade in einen weißen Kakadu? Erstens sah er immer schon einem solchen ähnlich, und je älter er wurde, um so ähnlicher, und dann, weil ich folgendes an die Seitenränder der Blätter meines Buches eingekritzelt fand:

„– – Schon die alten Ägypter wußten, daß die Seele im Menschen wohnt wie ein Vogel in einem Käfig. Die Heutigen glauben, das sei ein Sinnbild. Dummes Zeug: es ist wörtlich zu nehmen. Ich habe das bewiesen in meinen zahlreichen Schriften; jeder Schulbub kennt sie.

Die Seelen der meisten freilich werden nur zu Spatzen. Kein Wunder, wenn man nur den Roßapfel des täglichen Lebens vom Baum der Erkenntnis pflückt! Die alten Ägypter haben die Seele eines Vollkommenen als eine Sonne mit Flügeln gezeichnet. Auch ein Vogel also in seiner Art! Oh, daß ich dereinst ein solcher Vogel werden könnte! – – – Heute ist die Nacht vor meinem achtzigsten Geburtstag, und ich weiß, daß ich sterben werde, noch ehe die Sonne aus dem Erdenei schlüpft. Vor mir auf einem Stab in der Luft sitzt der weiße Kakadu, der mir bisweilen im Traum erschien, wenn der Staub meiner Bücher wie ein Alpdruck auf meiner Brust lag. Immer schon habe ich geahnt, er sei meine Seele; sicher fühle ich es erst jetzt, und das sagt mir die Nähe meines Todes an, denn solange man lebt, bleibt die Seele fern und fremd und unsichtbar wie ein Vogel, der im Ei schlummert. Ich habe ein Menschenleben dieses Ei bebrütet; die Sehnsucht meines Herzens war die Mutterwärme – – Der weiße Vogel starrt mich an, unverwandt, erzählt von meinem Leben, und seine Worte klingen klarer und heller, je tiefer sie herabschweben zu dem versunkenen Land meiner Jugend; wie seltsam, daß die ferne Vergangenheit näher rückt als der gestrige Tag, wenn die Erinnerung altert! – Als junger Student habe ich eine Dirne geliebt – – vielleicht, weil sie so arm war wie ich – – –

Ich sehe mich um: Bücher. Sie haben sich gemehrt und aneinander gestellt wie die Stunden meines langen Lebens. Totes Wissen. Gitterreihen, mir zum Käfig geworden, ich hab' sie mir selber um mich gestellt. Ich segne sie; sie haben mich gelehrt, was zu wissen nicht not tut, aber ihr alles irdische Leben erstickender Todeshauch hat meiner Seele Flügel wachsen machen. Bald fliegt sie heim, und ich mit ihr in das Land, von dem ich so oft geträumt, mit dem ragenden Berg, dem Meer, den Zedern und den Menschlein auf den Straßen."

Sonnenspuk

Mein Freund, der Maler Alfred Kubin, behauptet immer, wenn wir bei einem Glase Schilcher beisammensitzen (was leider nur mehr selten geschieht), es gebe den Teufel; wieso könne er ihn denn sonst zeichnen oder gar malen?! Ich bestreite das jedesmal, weise darauf hin, der Teufel sei eine Ausgeburt des odium theologicum, und ihn als Bock abbilden, hieße nichts anderes, als in dasselbe Horn mit denen stoßen, die sich's nicht nehmen lassen wollen, der berüchtigte Herr Leo Taxil habe mit der Miß Vaugham zusammen den Schwanz, den er vor 35 Jahren dem Papst Leo verkaufte, dem leibhaftigen Teufel und nicht einem x-beliebigen wehrlosen Bettvorleger abgeschnitten. – „Oder glauben Sie vielleicht, es sei der wirkliche Schwanz des Teufels gewesen?" schließe ich stets meine Rede. – „Natürlich war er's", sagt dann Kubin und zückt gewohnheitsmäßig sein Skizzenbuch, „weisen Sie mir nach, daß ich jemals den Teufel mit Schwanz gezeichnet hätte!" – – – Am liebsten führen wir uns bei solchen Zwistigkeiten in die Haare; der Grund, weshalb wir es unterlassen, ist lediglich der, daß Kubin nur wenige besitzt und ich keine.

Innerlich stimme ich seiner Überzeugung, der Teufel existiere, selbstverständlich bei, äußerlich darf ich es nicht tun; der gute Ton verlangt, daß Kollegen in der Kunst uneins sind, und zudem befürchte ich, der Bibelsatz: „So zwei von euch einträchtig beisammen sind, bin ich mitten unter ihnen" könnte auch verhängnisvollerweise im diabolischen umgekehrten Sinne Geltung erlangen. – – Wie berechtigt eine solche Angst ist, beweist folgendes Geschehnis, das Kubin und mir vor einiger Zeit zustieß. –

Ich weiß, Kubin gibt nicht ums Verrecken zu, es habe sich in Wirklichkeit abgespielt; - einzig und allein der Schilcher sei schuld! Nun, in diesem Falle setzt er eben dieselbe Maske auf wie ich sonst. Ich könnte ihn mühelos mit den Worten widerlegen: „Wenn's nicht Wirklichkeit gewesen wäre, lieber Kubin, wieso hätten Sie dann die Szenen in Bildern festhalten können? Heh?"

Jetzt zu unserem Erlebnis! - Ich muß vorausschicken: Vor vielen, vielen Jahren hatte ich einen Freund, der sich Doktor Sacrobosco Haselmayer nannte - vielleicht „Sacrobosco" deshalb, weil ein Mondkrater ebenso heißt. Ich habe schon oft über ihn geschrieben - offen gestanden, weil ich ihn loswerden wollte. Das mag sonderbar klingen, wird aber sofort verständlich, wenn man weiß, daß ich dabei unter Zwang handle. Bisweilen beschleicht mich nämlich der Zweifel, ob er jemals gelebt hat. Hat er nicht gelebt, dann kann ich ihn nur loswerden, wenn ich ihn schildere. So rät mir wenigstens ein Arzt. Dann wieder sage ich mir: gelebt muß er haben; wie hätte er sonst vor 15 Jahren in Prag sterben und begraben werden können! Und dann: Wenn er nicht gelebt hätte, wieso hätte ich dann so oft von ihm berichten können? - Er trug mit Vorliebe einen glanzlosen, moosgrünen Tuchzylinderhut, ein holländisches Sammetwams, Schnallenschuhe und enganliegende schwarze Seidenkniehosen um die beängstigend dünnen Beine. Er war ratzekahl und sein Schädel anscheinend gallertartig weich; wenigstens hinterließ, sooft er den Hut abnahm, die Krempe immer eine Furche in seiner Haut. Bisweilen verschwand er für längere Zeit, und währenddessen vergaßen ihn die Leute derart, daß sie leugneten, ihn jemals zu Gesicht bekommen zu haben, so daß ich oft vermutete, alles, was mit ihm zusammenhänge, dürfte ins Reich der magischen Erscheinungen zu verweisen sein, die im Hirn der Menge so überaus schwer dauernd Wurzel fassen. Ein Psychoanalytiker, den ich zu Rate zog, meinte, ich hätte einen – Mondkomplex – Mondkomplex!!! Seit wann trägt der Mond moosgrüne Zylinderhüte? Vor 15 Jahren starb, wie gesagt, Dr. Haselmayer und wurde zur ewigen Ruhe bestattet. So behauptete man allgemein. Ich glaube keinen Ton! Es muß ein infamer Schwindel gewesen sein; wie könnte er mir sonst an jedem Neujahrstag eine Glückwunschkarte ins Haus schicken?! – „Sie schreiben eben an Ihre eigene Adresse diese Karten, ohne daß es Ihnen klar bewußt wird“, behauptet der Psychoanalytiker, „und gratulieren sich selbst darin.“

Ich bin doch deutscher Schriftsteller! Ich möchte gern wissen, wozu ich mir gratulieren sollte! Nein, das mit dem Tode Dr. Haselmayers ist ein Schwindel. Soll ich mir vielleicht zu dem Geschehnis gratulieren, das, wie erwähnt, Kubin und mir vor geraumer Zeit widerfuhr?

Kubin und ich saßen in glühender Mittagssonne in einem öden Bauernhof und tranken Schilcher. Allerlei Getier hockte, kroch und stand wie halb im Schlaf umher: ein Gaul, eine Katze, Gänse, ein Truthahn, ein Kettenhund. – – Am Abend vorher hatten wir in der kleinen Nachbarstadt der Vorstellung eines Wanderzirkus beigewohnt. – Die fahle Halskrause des nickenden Truthahns erinnerte mich mit einem Mal an den Clown von gestern, wie er mit spindeldürren Beinen auf dem Trapez gestanden hatte. Merkwürdig, wieso mir jetzt erst zu Bewußtsein kam, daß sein Gesicht genau das des Dr. Sacrobosco Haselmayer gewesen war! Ich erschrak; durchgrübelte mein Gedächtnis nach dem Bild des zweiten Clowns, der darunter – affengleich, pudelartig –, an der Stange des fliegenden Recks schwebend, mich gestern gespenstisch schalkhaft so lange angeglotzt hatte. Plötzlich fuhr ich zusammen, wie nur jemand zusammenfahren kann, der – eine Sekunde lang aufs tiefste eingeschlafen gewesen – mit einem Ruck erwacht.

„Ich muß von irgendwo hoch oben herabgefallen sein!“ sagte ich mir. „Vielleicht von der Sonne? Oder vom Trapez? Nein, nein! vom Trapez bestimmt nicht! Auf dem Trapez hat ja der zweite Clown gehockt. Der mit dem Gesicht ... mit dem Gesicht ... dem Gesicht ...“ – ich erstarrte förmlich: das Gesicht des zweiten Clowns, das mir nicht hatte einfallen wollen, war doch das Gesicht des ersten Clowns und somit das Dr. Haselmayers in Person. Merkwürdig nur, daß ich mich so lange bemüht hatte, es mir zu vergegenwärtigen, wo offenbar Dr. Haselmayer, wie ich jetzt gewahr wurde, schon eine halbe Stunde an unserem Tisch saß!! – „Aha, er hat sich als Dritter zu uns setzen dürfen, weil ich vorhin – ganz gegen meine sonstige Gewohnheit – Kubin zustimmte, als er wieder einmal behauptete, es gäbe den Teufel“ – erriet ich.

„Sie pflichten mir also bei, Herr Dr. Haselmayer“, hörte ich ganz deutlich Kubin sagen, und erkannte sofort, daß er in einem Gespräch fortfuhr, dessen Anfang ich überhört haben mußte – „wenn ich behaupte – was der blöde Meyrink meistens bestreitet –, daß der Teufel nicht nur als unsichtbares Subjekt existiert und sich als solches der Maler als Marionetten bedient, um sich gelegentlich von ihnen porträtieren zu lassen, sondern daß er bisweilen auch als Objekt herumläuft und – sagen wir mal: in stillem Waldeshain Blümlein pflückt?“

Was Dr. Haselmayer darauf erwiderte, weiß ich nicht mehr; zu mir gewendet sagte er mit holder Mädchenstimme: „Wenn jemand den Teufel sieht, so wie z. B. Sie mich jetzt sehen und einst Luther den Teufel gesehen hat – wissen Sie, woher das kommt? Es kommt vom Beten! Alle Leute beten zu einem Gott, ohne sich vorher einen richtigen Begriff von ihm gemacht zu haben. Sie erniedrigen ihn dadurch zu einem Objekt, wo er doch nur ewiges Subjekt sein kann. Kein Wunder, daß dann der Teufel“ –

Dr. Haselmayer lächelte glückselig – „die günstige Gelegenheit benützt, sich aus solchen verkehrten Gebeten ein Gewand als Bock zurechtzuweben und Blümlein zu pflücken – – oder Menschlein. Haben Sie sein Pflücken noch nie bemerkt in der Welt der Menschen? Ist's Ihnen noch nicht aufgefallen, daß gerade die emsigsten Beter das gräßlichste Ende nehmen? Muß ich Sie auf das Beispiel des Zaren aufmerksam machen? Auf die Millionen der mohammedanischen Babisten?"

„Aber ich bete doch nie!" fiel ich ein, „und trotzdem habe ich bisweilen das besondere Vergnügen ..." ich blickte Dr. Haselmayer spöttisch an.

„Wohl Ihnen, wenn Sie es absichtlich unterlassen", unterbrach Dr. Haselmayer geringschätzig. „Die große Menge Menschen, die heute glauben, sie beteten nicht, haben es sich nur äußerlich abgewöhnt aus Schlamperei – innerlich ‚beten' sie trotzdem; sie wissen es nur nicht! Vielleicht beten sie im Tiefschlaf oder – wenn sie sonstwie bewußtlos werden, z. B. durch den Einfluß zu heißer Sonnenstrahlen. Die gewisse Seelenzerspaltung, die durch das Geborenwerden des Menschen entsteht und die es dem Teufel ermöglicht, sich zu betätigen, und die dem Menschen den freien Willen raubt – diese Wunde läßt sich mit Kamillentee nicht heilen. Wenn's nicht so wäre, wie ich sage, warum rufen denn die Menschen, so oft sie erschrecken, immer ‚unwillkürlich' aus: ‚um Gottes willen'?"

„Der Buddha hat das bestimmt nie getan!" wendete ich ein.

„Der ... der ... bleiben Sie mir mit diesem Burschen vom Hals!" rief Dr. Haselmayer verärgert. „Übrigens: Darf ich meinen lieben Gästen noch eine Flasche Schilcher bringen?" – Er ging ins Haus. Ich nahm mir fest vor, niemals mehr in meinem Leben „Um Gottes willen" zu sagen, und Kubin stimmte mir zu. – – –

„Merkwürdige Namen haben die Bauern hier auf dem Lande!“ sagte Kubin unvermittelt nach einer Weile. „Sacrobosco Haselmayer! Sacrobosco! Billiger tut er’s nicht!“ Er deutete mit dem Zeigefinger über meine Schulter. Ich wurde ganz verwirrt. Dr. Haselmayer war doch kein Bauer! Was sollte das plötzlich heißen? Ich drehte mich um: eigentümlich, dort stand auf einem Schild: „Sacrobosco Haselmayer, Ökonom und Herbergsvater.“

Wir dösten wohl eine halbe Stunde in der Mittagsglut vor uns hin. Plötzlich ein furchtbarer Lärm! Das Pferd bäumte sich entsetzt auf, röhrend wie ein Hirsch; die Gänse schrien schrill und schlugen mit den Flügeln; der Kettenhund heulte und bellte und riß fast seine Hütte um; der Hals des Truthahns schwoll blaurot an; mit gesträubtem Haar fauchte die Katze von der Mauer. Wir fuhren hoch aus dem Halbschlaf und riefen gleichzeitig: „Um Gottes willen!“

„Die Brillenschlange hat die Tiere so entsetzt“, sagte Kubin und deutete auf etwas Schwarzes mitten im Hof. „Was für eine Brillenschlange? Brillenschlangen in Oberösterreich? Das fehlte gerade noch! Lieber Kubin, es ist doch bloß eine Peitschenschnur!“

Kubin brummte etwas in den abrasierten Bart, was so klang wie: „Sie sind ein unverbesserlicher Schöps.“ – – Später unterhielten wir uns noch lange über die seltsamen Reden, die Dr. Haselmayer geführt hatte. Nur, daß der betreffende Herr „Haselmayer“ geheißen hätte, bestritt Kubin; es sei ein Fremder gewesen, meinte er. Alles andere stimmte mit meinen Beobachtungen überein.

Um so mehr ärgere ich mich, daß er heute alles in Abrede stellt – aber auch alles und bis ins kleinste! Sogar, daß wir tags zuvor einen Zirkus besucht hätten! – – Aus der Haut möchte man fahren!

Das Nachtgespräch des Kameralrat Blaps

Sagen Sie, Cyprian: vorhin, als Sie unter den Ahnenbildern dort drüben an der Wand mit dem Wedel das Porträt meines Urgroßvaters abstaubten, murmelten Sie vor sich hin: ... Herr Kameralrat Blaps ... - Nein, nein, Sie brauchen sich deshalb nicht zu entschuldigen! Mich interessiert nur, wieso mein Urgroßvater zu diesem sonderbaren Beinamen kam."

„Gnädiger Herr, ich weiß nichts Genaues darüber; ich erinnere mich nur, vor siebzig Jahren, als ich noch ein kleiner Bub war, wurde mein Großvater als treuer Diener der Vorfahren des gnädigen Herrn immer sehr bös, wenn die Dienerschaft von dem seligen Herrn Kameralrat als vom alten Herrn Blaps sprach, wenn abends gelegentlich am Gesindetisch wieder einmal die Rede ging, er sei gar nie wirklich gestorben, sondern habe sich nur tot gestellt wie ein - wie ein - nun, eben wie einer der schwarzen mandelgroßen Totenkäfer, wenn man sie fängt oder auch nur fest ansieht, und die im Volksmund den Namen ‚Blaps' führen."

„Es ist gut, Cyprian, gehen Sie jetzt schlafen, hinüber ins Herrschaftshaus. Ich will für die Nacht allein sein. Kommen Sie erst morgen früh wieder her ins Schloß und holen Sie mich mit dem Rollstuhl ab. Zünden Sie noch einige von den alten dicken Wachskerzen an und stecken Sie sie in den Kandelaber dort unter den Bildern. Nein, ich brauche nichts mehr; Sie müssen nicht in Sorge um mich sein. Gute Nacht."

Wie seltsam doch im Menschen, wenn er im hohen Alter steht wie ich, die Bilder der Erinnerung ihre Farbe wechseln; das Gestern verblaßt in Nichts, und was viele,

viele Jahre versunken schien, das erwacht zu strahlendem Bunt! – „Blaps mortisaga, der Totenkäfer“, so entsinne ich mich plötzlich – so scharf und grell, als sei's vorgestern gewesen – in einer Schulstunde vor wohl 70 Jahren und länger unsern Lehrer sagen gehört zu haben, wobei er mit seinem Stab erklärend auf das Unterrichtsbild von Schmetterlingen und Käfern auf einer Papptafel deutete: „So heißt auf lateinisch dieser schwarze Käfer, der häufig in Kellern und alten Gebäuden vorkommt und sich von allerlei Staub und Moder nährt.“ – Ist die Erinnerung an dies kleine belanglose Schulerlebnis mit einem Male deswegen so deutlich in mir erwacht, weil vorhin der alte Kammerdiener Cyprian den Namen „Blaps“ aussprach, oder weil – –? Halt, jetzt weiß ich's: habe ich doch vor einer Minute zu meinen Füßen einen solchen Käfer liegen sehen, habe ihn aufgehoben, betrachtet, als tot befunden und wieder fallen lassen! … Merkwürdig: beschworen hätte ich, daß er soeben noch dort lag; und jetzt ist er fort! Aber möglicherweise bilde ich mir alles nur ein. Wenn ein Geschehnis zu nahe an die Gegenwart grenzt, schwankt mein Gedächtnis … – Durch meine Jugendzeit verfolgt mich in den Träumen das Bild meiner kleinen Lieblingsschwester; ich sehe es rot, blutrot, und kann die Farbe nicht abwischen; denn kaum will cs mir gelingen, da höre ich meine Großmutter mit irrem Blick die Worte vor sich hinsagen: „sie ist am Scharlach gestorben.“ Meine Kinderseele müßte ersticken vor Leid, wenn ich früge: „was ist das?“ Ich will drum nicht fragen; ich weiß doch: Scharlach ist rot. –

Diesmal ist es Wirklichkeit und nicht Einbildung, daß ich schwarze Totenkäfer, eine ganze Schar, über den weißen Marmorfußboden huschen sehe! Ein scheußlicher Gedanke überfällt mich: dieselbe Lebenskraft, die einst vor Jahrhunderten die Bewohner des Schlosses, Männer und Frauen, beseelt hat und von ihnen wich beim Tode, ist auf diese grauenhaften Tiere übergegangen und treibt sie umher in der Nacht. Und sie, die einstigen menschlichen Träger, hängen als leblose dunkle Ahnenbilder an den Wänden und blicken mit toten Augen auf mich hernieder. Ich sehe sie heute zum erstenmal, und sie sind mir so fremd wie ich ihnen; obwohl mein Urgroßvater eine geheime Absicht damit verknüpft hat, als er in seinem Testament bestimmte, das Schloß dürfe erst dem seiner Nachkommen geöffnet werden, der den 80. Geburtstag begehe? Ist es denn so sicher, daß mein sonderbarer Entschluß, die erste Nacht nach Eröffnung des alten Ahnenschlosses allein hier in den Räumen zuzubringen, die schon meine Kinderseele mit brennender Neugier erfüllten, meinem freien Willen entsprang? Waren es nicht vielleicht die geheimnisvollen Befehle des Ahnen, die das Jahrhundert überlebt haben und mich umschwebten, unhörbar, seit Kindesbeinen und mich herzwangen unter Nachtkäfer, die sich tot stellen, wenn man sie ins Auge faßt? Warum halte ich so beharrlich die Dose in der Hand und kann sie nicht loswerden?! - Hat er daraus Tabak geschnupft? Das Pulver darin ist bunt, und ein dünner Schwefelfaden liegt dabei, wie einst die Alten dergleichen benützten, als es noch keine Streichhölzer gab. Nein, es ist kein Tabak; es wird ein Räucherwerk sein! Ich werde es anzünden. Später. - - Mir fällt ein: als ich ein reifer Mann geworden war, kam mir das Gerücht zu Ohren, mein Urgroßvater hätte heimlich Alchimie betrieben und mit sonderbaren Räuchereien hantiert, um das Lebenselixier zu finden. So mag wohl auch das Gerücht entstanden sein, er sei nie in Wirklichkeit gestorben! Kalt wird mir da ums Herz, und ich sehe wieder deutlich vor mir, wie wir Kinder im Halbkreis um die Großmutter herumsitzen, - sehe, wie sie sich die wirren grauen Haarsträhnen aus der Stirne streicht und den Kopf schüttelt, und höre sie geistesabwesend sagen: „Sie reden mir vor, er sei gestorben. Ich glaub's nicht. Als er in seinem Lehnstuhl saß, mit starrem Antlitz, eiskalt, und sich nicht mehr regte, und der Arzt kam und sagte, er sei tot, da lächelte plötzlich sein Gesicht spöttisch und blieb so noch im Sarg. Der Arzt sagte, das käme bei Toten vor. Ich glaub's nicht; die Lebenden sind dumm." – – –

Hab' ich mir's doch gedacht! Es ist ein Räucherwerk! Der Schwefelfaden ist verglommen, und aus der Dose schwelt ein – bunter Rauch? – Warum kreischen plötzlich die Eisentüren in den Angeln? Es wird wahrscheinlich der Cyprian sein; es läßt ihm keine Ruhe, er will nach mir schauen. Schade, und ich wollte mich gerade zu dem Karussell hinschleichen, das ich von dem Hügel aus gesehen habe, und mich auf den Holzschimmel setzen und lang drauf im Kreis herumreiten, selbst auf die Gefahr hin, von den Herrschaften ein alter Esel genannt zu werden. Und jetzt kommt mich der Cyprian stören! Aber ich weiß schon: ich werde mich schlafend stellen oder besser noch: tot, damit er wieder geht! – Warum beugt er sich denn plötzlich so tief über mein Gesicht? Faßt meine Hand und läßt sie mit einem Schrei wieder fallen? Läuft hinaus und ruft um Hilfe? – Und jetzt steht mit einem Mal die ganze Dienerschaft mit Windlichtern um mich herum und weint! Aufwecken möchten sie mich, aber sie werden kein Glück damit haben! Ich lasse mich nicht abhalten, auf dem Schimmel im Kreis herumzureiten; ich will wieder ein Kind sein und mit meinen lieben Geschwistern spielen! – O nein, ich stelle mich weiter tot. So tot, daß mein eigener Körper daran glaubt. Wenn ich nur das verdammte Lächeln unterdrücken könnte! Aber hoffentlich merken sie nichts; die Lebenden sind ja so schrecklich dumm!

Der Jazz-Vogel

Leichtfertig, wie der Mensch nun einmal ist, liest er zwar seit Generationen in der Bibel, daß Gott die Welt erschuf, indem er ein Wort aussprach, aber leider denkt sich niemand etwas dabei. Eingefleischte Lateiner behaupten, dieses Wort hätte „Fiat" gelautet. Ich will das nicht glauben; was hat der liebe Gott mit einem italienischen Automobil zu tun?! Die wegen ihrer Frömmigkeit berüchtigten tibeto-chinesischen Lamapriester glauben es auch nicht und beharren entgegen den christlichen Missionaren steif und fest auf der Ansicht, die schöpferische Ursache aller Formen seien Klänge, unhörbare allerdings, da unser Ohr nicht auf sie eingestellt sei. Musik also. Streuen wir auf eine vermittels des Violinbogens in tönende Schwingung versetzte Glasplatte feinen Sand, so formt er sich zu wunderschönen zarten geometrischen Figuren. Daß Schneeflocken, durch eine Lupe gesehen, ebenfalls solche Bilder aufzeigen, wissen wir alle, aber wer hat sich bis heute Gedanken darüber gemacht: könnte man nicht Schlüsse ziehen aus ihrer Gestaltung auf die geheimnisvolle Sphärenmusik, der sie ihr Aussehen verdanken? Wem es gelänge, diese Klänge mit der Kehle oder durch Instrumente wieder hervorzubringen, der besäße den Schlüssel zu größter Macht. Musik als Zauberstaat! – –

Es gab vor Jahren einen seltsamen Menschen – einen Neger –, der eine Ahnung gehabt zu haben schien, welch unheimliche magische Gewalt dem Rhythmus der Musik innewohnen kann. Er war dem Urklang auf der Spur. Dem zerstörenden freilich und nicht etwa dem schöpferischen.

Wer den Mann den Erfinder des Jazz nennt, hat wahrlich recht. Auf seiner Visitenkarte stand die phantastische Inschrift:

> Prof. Dr. Mval Djumboh Cassekanari.
> Chevalier de l'Ordre du Voudou Saint des Egbas. Professor der schwarzen Magie an der T'changa Wanga Universität. Geheimrat und Quimboisseur Seiner Excellenz des Expräsidenten von Haiti, Mitglied der hauptsächlichsten westafrikanischen und westindischen wissenschaftlichen Gesellschaften etc.

„Professor" Cassekanari galt unter den haitischen Negerstämmen der Koromantyn, Eboe und Boppo als eingeweihter Obeanpriester eines uralten bis auf Ham, den Sohn Noahs, zurückreichenden schauderhaften Kultes, dessen Gottheit auf Erden repräsentiert wird durch die braunschwarze afrikanische Tarantelspinne, die einen großen weißen Sack mit sich herumschleppt - den Sack, in den die weiße Rasse eingefangen werden soll, wenn die Zeit ihrem Ende zugeht. Professor Cassekanari hielt sich einen Zwergraben, Jazz genannt, aus seiner Heimat stammend: dem Kongogebiet; man sagt, manche Exemplare würden 150 und noch mehr Jahre alt. Diesem Vogel sang, grunzte und schnatterte der unheimliche Neger bis kurz vor seinem Tode Tag für Tag eine phantastische Melodie vor, die er teils mit Händeklappen begleitete, teils mit Pfiffen oder Klängen durchfurchte, wie er sie einem alten verwitterten Bockshorn, rostigen Pfannen, zerbrochenen Tellern und anderen dem Tode lang verfallenen Dingen zu entlocken verstand. - „Nur ein geflügeltes Tier wird meine Musik andächtig im Herzen bewahren", pflegte er zu sagen, wenn man ihn nach Zücken eines Trinkgeldes fragte, wozu das alles gut sei:

„die Menschen sind zu treulos und vergeßlich, denn ihre Gedanken wandern beständig." In solchen Fällen tat er gewöhnlich ein übriges und gab dem Vogel ein Zeichen, worauf dieser zuerst vor den unglücklichen Zuhörern eine tiefe, nicht mißzuverstehend höhnische Verbeugung machte, sich sodann in seinem schwarzen Frack stolz aufrichtete wie ein Konzertsänger und durch gewissenhaft genaue Wiedergabe der eingelernten Hymne das Auditorium in wilde Flucht jagte. – – –

Als eines Tages Professor Cassekanari unter gräßlichem Augenverdrehen das Zeitliche gesegnet hatte, bestanden die katholischen Missionare darauf, daß ihm ein christliches Begräbnis zuteil werde, aber ihre Andacht wurde leider durch das ruchlose Dazwischentreten des hämischen Vogels beträchtlich gestört. Das Biest hatte es sich nämlich nicht versagen können, auf eine in der Nähe der Kapelle stehende Palme zu fliegen und von hoch oben herab die Grabpredigt mit der Wiedergabe aller musikalischen Kompositionen seines toten Herrn zu begleiten. Den herumstehenden Negern schien das einen Mordsspaß zu machen; sie zwinkerten einander zu und schließlich gerieten sie in eine wilde Tanzekstase, wobei sie ihre Plattfüße auf grauenhafte Weise verdrehten. Erst als ein Chorknabe mit einem rostigen Schießgewehr angeeilt kam, und die Donnerbüchse auf den Raben anlegte, trat bange Ruhe ein. Der Vogel jedoch ließ sich nicht beirren; er sang gelassen bis zu Ende, und eine Sekunde, bevor der Schuß losging, schrie er selber: Krach, Bumm, und flog den fernen Bergen zu. Da sage noch jemand, Tieren wohne kein Pflichtgefühl inne!

Alles das hatte sich vor etwa vierzig Jahren begeben, und niemand wüßte mehr darum, wäre mir nicht vor kurzem ein alter Schulfreund, der Zeichner Meixner, begegnet, der sich früher als Orchideensammler lange, lange Zeit auf Jamaika herumgetrieben hatte. Was er mir erzählte, klang so wundersam, daß ich mir alle Mühe geben mußte, es zu glauben, aber mein Freund ist ein so wahrheitsliebender Mensch, daß ich nicht zweifeln darf. Auf seinen Wanderungen im Urwald und im Gebirge sei er des öfteren tierähnlichen Wesen begegnet, die nicht die geringste Ähnlichkeit mit den Geschöpfen gehabt hätten, wie man sie zum Beispiel bei Hagenbeck und ähnlichen zoologischen Unternehmungen zu sehen bekäme. Ein Steinbock mit Elsterfedern auf dem Gesäß, einer Entenpatte als Hinterbein und elefantiasisartig degeneriertem Vorderfuß war noch das bescheidenste, was er mir vorsetzte. Grimmig die Zähne zusammenbeißen mußte ich doch, um ihn in seiner Schilderung einer alten Dame mit Schinkenärmeln nicht zu unterbrechen, die ihm angeblich eines Abends auf einer menschenleeren Landstraße als Marabu verkleidet begegnet sei, ich konnte mir kaum mehr helfen, so stürmisch fielen die Zweifel über mich her. Ich hätte auch sicherlich den Verkehr mit Meixnern abgebrochen in dem unabweisbaren Gefühl, das Opfer eines Phantasten geworden zu sein, gäben mir nicht immer wieder die Tatsachen zu denken, daß Klänge und Töne die Ursachen aller Formen auf Erden und im Weltraum sind und sein müssen. Als ich vor längerer Zeit einmal eine Jazzband spielen hörte, wunderte ich mich, daß solche Musik nicht auf der Stelle heftige Veränderungen im menschlichen Körper verursache. Nun: wahrscheinlich stehen wir noch in den Anfängen; offenbar ist die Melodie des gottseligen Professors Cassekanari noch nicht gewissenhaft aus dem Allheilland Amerika bis zu uns gedrungen. Vorläufig scheint der Jazzvogel sich an den Tieren des Urwalds in Haiti für sein erstes Debüt in New York einzuüben. Hoffen wir also das Beste.

Die Frau ohne Mund

Einen Arzt fragen? Lächerlich! Er würde meine Milz untersuchen, ob ich nicht etwa an Leukämie litte. Würde er mich verstehen, wenn ich ihm anvertraue: es begann damit, daß ich an einem trüben Novembermorgen nach einer wie immer traumlos verschlafenen Nacht als ein Veränderter erwachte, als ein ohne erkennbare Ursache Einsamgewordener, als ein Mensch, der urplötzlich aus einer Welt voll Freuden und Genüssen hinweggeglitten ist und ihre Klänge nur mehr vernimmt wie ein höhnisches Echo aus dem Abgrund einer tausendjährig versunkenen wahnerfüllten Vergangenheit? Würde er meine Qual begreifen, wenn ich ihm sagte: ich gehe umher wie in eine gläserne Hülle gebannt, durch deren lichtbrechende Wandung die Bilder der äußeren Welt in meine Sinne fallen: verzerrt, grauenhaft im Anblick und dennoch nackter in ihrer Wahrhaftigkeit, als daß ein durch den Alltag abgestumpftes Auge die Fäulnis sehen könnte? - Wie könnte ich einem Mann der Wissenschaft klar machen: ein Etwas stünde hinter mir seit jenem Novembertag, wo es doch gar nicht hinter mir steht, sondern vor mir, neben mir, über mir, um mich herum - ich weiß nicht, wo. Es ist mir näher als der Raum, der mich umhüllt, näher als der Raum, den ich ausfülle mit meinem Körper? - Ist es möglich, daß man jenseits des Styx - im Tiefschlaf - Dinge erleben kann, die unserm Wesen so urfremd und unfaßbar sind, daß unser Gedächtnis sie nie ergreifen wird? Hat uns der Tag so blind gemacht, daß uns der Schlaf wie lichtloser Tod erscheint? - Als ich noch ein Kind war, fand ich einmal an einem blühenden Strauch eine schöne, grüne Raupe, und man sagte mir, ein wunderbarer Nachtschmetterling würde daraus, wenn ich sie pflegte und fütterte. Eines Morgens war sie tot, und ich sah mit Entsetzen, wie ein scheußliches schwarzes Insekt mit ovalem, maullosem Kopf und langen Spinnenbeinen und dünnem Leib und gläsernen Flügeln aus der kleinen Leiche kroch. Eine Schlupfwespe sei es, erklärte man mir, deren Wurm sich heimlich vom Leben des Schmetterlingkindes genährt habe. - - Warum ist die Erinnerung an dies längst vergessen gewesene Erlebnis meiner Jugend nach jener traumlosen und doch für mich so schicksalsschweren Nacht plötzlich wieder lebendig geworden? - - Allmählich im Lauf der Zeit hat sich in mir die phantastische Idee eingefressen wie ein Blutegel, das Etwas, das mich ausfüllt, sei eine Frau. Eine Frau mit schwarzem Halbschleier, der ihren Mund unsichtbar macht. Ich weiß bestimmt, ich habe eine solche Frau nie im Leben gesehen. Ein Freund, dem ich mich anvertraute, glaubte, sich mit Bestimmtheit erinnern zu können, das Bild einer solchen Frau irgendwo gesehen zu haben. Wo, wisse er nicht mehr, aber sicherlich hänge es an der Wand eines der zahlreichen Nachtlokale im „Harlem-Negerviertel“. Er meinte, wahrscheinlich hätte ich es ebenfalls einmal erblickt, aber nur so flüchtig, daß die Erinnerung daran in mein Unterbewußtsein versank. Nur das Schreckhafte des Eindrucks, der von dem Bild ausgehe, wegen seiner unerhörten Perversität, habe sich in mich eingeätzt und ringe sich jetzt vergeblich an die Oberfläche meines Gedächtnisses empor; ähnlich, wie wir uns zuweilen abmühen, uns eines vergessenen Namens zu entsinnen. - - Das war gestern. Aber dieses Gestern, das Monate zurückliegt, ist für mich zu einer nicht endenden Gegenwart geronnen. „Wenn es dir gelingt, das Bild aufzufinden“, hatte mein Freund gesagt, „so bist du von Stund an gesund. Was für uns Menschen gegenständlich wird, und sei es der Teufel selbst, hat von diesem Augenblick an jegliche dämonische Macht über uns verloren." Seitdem schlafe ich des Tages und durchstreife nachts die Vorstädte und alle Straßen, vom Broadway angefangen, nach nächtlichen Lokalen, an deren Wänden das Bild der Frau ohne Mund hängen könnte. Ich finde mich in riesigen Arenen mit hunderttausend Sitzplätzen, angefüllt mit wattierten Schultern und einem Meer von Gesichtern, die auf Boxkämpfe niederstarren in immerwährender Unruhe, aber für meinen verwandelten Sinn verwesende Leichen, die ein unfühlbarer Sturmwind hin und her schaukelt. Ich durchstöbere die Tapeten aller Negerdielen und Tanzbars. Vergebens.

Ich frage mit stockenden Worten Farbige aller Rassen, die aussehen, als seien sie zu Hause in den Spelunken des Abschaums New Yorks, ob sie nicht das Bild der Frau ohne Mund kennten. Sie schütteln den Kopf oder halten mich für betrunken; einige grinsen zynisch. Einmal schon glaube ich am Ziel zu sein; ein Chinese nickt eifrig zu meiner Frage. Sagt: „Bild nix, aber lebende Frauen ohne Mund genug. Mund zum Küssen nicht nötig. Der Herr mitkommen!" Er will mich mit sich zerren. Ich begreife: er ist Opiumraucher. - - - Ja, das war ... gestern. Ich glaube, es war gestern. Jetzt ist es wieder Nacht, und ich sitze in der mit grünen Vorhängen abgeteilten Box einer obskuren Negerbar und warte auf Mr. Sid Black, der hier verkehren soll, und von dem die Farbigen sagen, es gäbe nichts auf der Welt, das er nicht in Erfahrung bringen könne, denn er sei hellsichtig. Er stamme aus Port au Prince, sei aber sehr stolz, ein reinblütiger Aschanti aus dem Herzen Afrikas zu sein. Er sei beständig maßlos betrunken von allen möglichen Rauschgiften, aber nur in gewisser innerlicher Art: äußerlich merke man ihm nicht das geringste an; sein Körper sei giftfest. - - Ich sitze vor einem hohen Glase „Limonade", ein Gemisch aus Rum und denaturiertem Spiritus, und starre nach dem grünen

Vorhang. Zwei Uhr schlägt es von irgendeiner der silbernen Scheiben draußen an der Wand. Ich kann mich nicht entsinnen, seit Jahren eine Uhr schlagen gehört zu haben.

Der ungewohnte Klang macht mein Blut fiebern, und ich fühle: jetzt in dieser selben Minute werde ich erfahren, wer die Frau ohne Mund in Wahrheit ist. Daß es ein Bild von ihr nicht geben kann, ist mir vor einer Stunde zur Gewißheit geworden. Ein plötzlicher Gedanke, von eisigem Schauer angekündigt, hat es mir verraten. Mein Freund hat sich geirrt; auch er kann nie ein Bild von ihr gesehen haben. Beeinflußt durch ihre unsichtbare Nähe, als ich zu ihm von ihr sprach, ist er einem Erinnerungsirrtum verfallen und hat gewähnt, ihr Bild irgendwo hängen gesehen zu haben. Wie furchtbar muß ihre gespenstische Macht sein! - - - - Eine schmale Hand in weißem Glacéhandschuh zieht den grünen Vorhang zur Seite, und herein tritt die hohe, engschultrige Gestalt eines mit raffinierter Eleganz gekleideten ebenholzschwarzen Gents. Seine Gesichtszüge sind von klassischem Ebenmaß, so daß ich glaube, die Statue eines antiken Hellenen aus schwarzem Marmor vor mir zu sehen. Sid Black verrät mit keiner Bewegung, daß er über alle Maßen betrunken ist; aber ich ahne es an der abgerissenen Art, wie er spricht, als er sich neben mich gesetzt hat, und schließe darauf, weil er jede Sekunde aus einer silbernen Dose weißes Pulver schnupft. Kokain. „Reden Sie!“, sagt er, fast herrisch. Der Stolz der weißen Rasse bäumt sich in mir auf, aber ich zergehe fast unter dem sengenden Blick dieser glasharten, leuchtenden Augen, und meine Lippen, meine Zunge erzählen - gegen meinen Willen - alles, alles. - „Sie haben einmal ein Liebesverhältnis gehabt!“ - „Freilich. Viele sogar, Mr. Sid Black.“ - „Mit einer jungen Mulattin.“ - „Wieso wissen Sie?“ - Der Neger überhört meine Frage: „Sie ist tot.“

„Ja“, hauche ich entsetzt, „sie hat bei einem Automobilunfall, als sie mit mir im Wagen saß, das Leben verloren.“ – „Leben verloren? Ein Mensch, der liebt, kann das Leben nicht verlieren. Ein Aschanti kann das Leben nicht verlieren. Sie war eine Quarterone, aber aus dem Stamm der Aschanti.“ – „Wir haben uns heiß geliebt“, sage ich, von Erinnerungen überwältigt. Sid Black wirft ein: „Ihr euch! Heiß? Sie hat Sie geliebt! Was weiß ein Weißer von Leidenschaft!“ – – Sid Black als gebürtiger Haitianer spricht ein tadelloses Französisch; ich verstehe alles, was er sagt, nur halb. Sein Haß gegen die Weißen ist grenzenlos, fühle ich. – Vor einer Viertelstunde ist er gegangen; in seiner Trunkenheit schien er meine Anwesenheit plötzlich vergessen zu haben. Ich reime mir mühsam zusammen, was ich von ihm erfahren habe: Lilith – so hieß meine einstige Geliebte – war eine Heidin und gehörte der geheimen Negersekte der jamaikanischen Voudous an. Der Hauch ihrer unbändigen Leidenschaft sei es, der, in mich eingegangen, mich aufzehre – der meine Seele in die ihrige verwandle, bis nichts mehr von meiner Mannheit übrig sei. So, wie eine Mulattin, wenn sie im Körper noch auf dieser Welt weile, die Lebenskraft eines weißen Mannes versickern mache. – „Ihr Erlebnis mit der Schlupfwespe“, so ungefähr hatte Sid Black gesprochen, „war eine Voraussage des Geschikkes, das Sie treffen mußte. Lilith ist die Frau ohne Mund, die Sie um sich und in sich fühlen. Daß sie keinen Mund hat, wundert Sie?“ – er hatte höhnisch dazu gelächelt. „Die Leidenschaft des schwarzen Blutes redet nicht und küßt nicht mit dem Mund.“ – Sid Blacks letzte Worte gellten mir noch im Ohr: „Zugrundegehen werdet ihr alle, ihr Weißen, an den Giften, die ihr nicht vertragt, und an dem Gift der Leidenschaft der Frauen, für die ihr zu schwach seid. Wir schwarzen Männer werden die Herren der Welt sein.“

Spiegelbilder

Eine seltsame Nachtkaffeeschenke, in die ich da zu so später Stunde geraten bin! Sooft ich den Kopf zu dem trüben Wandspiegel wende, der dort in der Dunkelheit irgendwo vor mir hängt, sehe ich, wie durch ein schwarz umrändertes Loch im Raum, in eine Art Nebenzimmer hinein, darin zwei weißbärtige Männer mit langen, dünnen holländischen Gipspfeifen in pergamentgelben Fingern regungslos auf ein Schachbrett starren, das, wie sie selbst, frei in dem dichten bläulichen Tabakrauch zu schweben scheint, denn nichts sonst ist erkennbar, weder Stuhl noch Tisch noch Wand. - Vielleicht ist's nur ein Bild ohne Rahmen, das dort drin hängt, sage ich mir vor, um das Gefühl einer beklemmenden Unwirklichkeit zu verscheuchen, das mich jedesmal befallen will, wenn ich nach längerem Zeitablauf keine Änderung in dem Anblick festzustellen vermag. Morgen früh geht dein Schiff, gesellt sich, wie zum Trost, dann ein Begleitgedanke in meinem Hirn hinzu; aber es rührt mich nicht an wie die gewisse Hoffnungsfreudigkeit, aus einer mir fremden, unheimlichen, toten Hafenstadt fortzukommen, die mich in einem ihrer abgelegensten Winkel hier festhält, wie eine Falle die Maus - nein, es ist ein dunkler Geschmack dabei, und es raunt etwas Zweideutiges in diesem Gedanken, so, als ob dieses Schiff, das morgen früh mit mir wegfahren soll, die Fähre des Charon sei, den Styx zu überqueren, um hinüber ans „andere Ufer" zu gelangen - an das Ufer, das ein Land umgrenzt, ähnlich dem unsrigen, wie ein Spiegelbild dem Wirklichen … Ich bohre meinen Blick hinaus durch die Fensterscheibe auf die nebelhauchende Wassergracht, die dicht ans Haus grenzt und mit dem schwarzen Himmel in einen gähnenden Raum verschwimmt, darin Höhe und Weite einander verschlingen. Im Fensterglas spiegelt sich gespenstisch der schattenhafte Umriß eines langsam dahingleitenden riesigen Kohlenkahns mit einer winzigen roten Buglaterne. Ich kann nichts sehen, das mir verriete, das Boot treibe draußen auf dem Wasser vorbei - es schwimmt - - ja, es schwimmt wahrhaftig innen im Zimmer, in dem ich sitze. So bin ich denn entrückt in die Welt der Spiegelungen, kommt mir halb und halb zu Sinn, und wie zur Bestätigung tauchen alte Erinnerungen in mir auf: ein weißer Kirchturm, grell sich in Wassern spiegelnd, eine eiserne Brücke über einem Fluß, darauf ich als Schuljungen mich selber gehen sehe, und ein sonnenbeglänztes Alpendorf an einem See.

Aber ich will nichts wissen von den vergangenen Erlebnissen meiner Jugendzeit, die mich jetzt anfassen wie Spiegelbilder! Wie Begebnisse mich anfassen, die außer mir selbst keine lebenden Zeugen mehr haben! Morgen geht mein Schiff! Dann wird das Heute auch nichts anderes mehr sein als ein - Spiegelbild! Und ich wende mein Gesicht wieder zu dem viereckigen Loch, hinter dem im Spiegel die beiden Schachspieler sitzen; will mich festklammern an die Gegenwart, und sei sie noch so regungslos und tot. - - Der eine der Greise hat sein Gesicht mit der runzligen Hand bedeckt; der andere richtet seine Augen auf mich. Oder hat er mich immer schon so angeblickt seit Anbeginn? - Natürlich, immer schon hat er mich so angesehen! Schon vor vielen Jahren! - Ist es eine merkwürdige, unheimliche Ähnlichkeit, die mich da narrt?! In einem Hause, das längst niedergerissen ist und dessen unterstes Stockwerk ein Nachtcafé barg, saß einst vor langer Zeit ebendieser Alte mir oft und oft gegenüber am Schachbrett, und wir spielten mitsammen die verwegensten Partien, unbeirrt in unserer Nische von den Bassermannschen Gestalten, die sich bis zum Morgengrauen dort umhertrieben.

Dr. Narziß hieß allgemein in der Stadt, in der ich damals gelebt, der Alte. Nach seinem wirklichen Namen hat ihn wohl kaum jemand gefragt. Was kümmert einen auch der Name eines Menschen, der, abgerissen und schäbig gekleidet, ohne anscheinend einen Beruf zu haben, sich in Kaffeespelunken umhertreibt und von den paar Kreuzern lebt, die er sich durch Schachspielen ergattert! Man sagt, er sei in seiner Jugend ein armer Student der Philosophie gewesen. - Wie er zu dem sonderbaren Spitznamen Narziß kam, wo er doch nichts weniger als schön war oder je gewesen sein konnte, weiß ich nicht. Ich vermute, es muß ihn jemand so genannt haben, den er in seine fixe Idee einweihte, so wie er mich einst ins Vertrauen zog.

In einer Nacht am Weihnachtsfest zog er mich ins Vertrauen, als eine Schachpartie unentschieden geendet hatte und wir einander stumm ansahen, so wie der Alte im Nebenzimmer und ich in dem dunklen Raum vor dem erblindeten Spiegel uns jetzt ansehen. Plötzlich sagte damals Dr. Narziß - und ich höre es so deutlich, als spräche der Alte -: „Unentschieden! Das erstemal in meinem Leben, daß ich eine Partie nicht gewonnen habe. Bisher habe ich alle Partien im Leben gewonnen - auch die Partie, in der es nicht um Schach ging!" Dabei hatte Dr. Narziß an sich heruntergesehen wie jemand, der nicht sicher ist, ob er wirklich vorhanden ist, dabei lange und nachdenklich seine ärmlichen Waterproofschuhe gemustert, die er immer trug, auch wenn es Winter war. Dann fuhr er geistesabwesend fort, mit sich selber redend, und ich hatte den Eindruck, als hätten sich ihm die Sinne verwirrt: „So wie Sie jetzt, sehr geehrter Herr Schachpartner, da vor mir sitzen, so saß einmal in einer gewissen Nacht, als ich noch ein armer Student war und mir das

Gehirn im Kopf zerlernte, bis ich es verlor, ich selber mir gegenüber. Jawohl: Tatsache, ich saß mir selber gegenüber! Im Spiegel natürlich! Daran wäre nichts Besonderes, werden Sie sagen. Aber", - hier war Dr. Narziß plötzlich recht geheimnisvoll geworden - „aber das Besondere ist, daß, als wir beide - der im Spiegel und der davor - aufstehen wollten, nur einer übrigblieb; aber nicht der, der sich das Hirn kaputtgelernt hatte, sondern der, der es im Spiegel nachgemacht hatte. Und dieser bin ich ... Nein, nein, mein Herr, es ist kein Scherz! Wenn ich nicht derjenige wäre, der damals im Spiegel gesessen hätte, so müßte ich doch wissen, was der andere außerhalb des Spiegels eigentlich ein ganzes junges Leben hindurch, bis er daran zugrunde ging, gebüffelt und auswendig gelernt hat! Aber ich weiß es nicht! Und daraus schließe ich mit vollem Recht, daß ich doch nur jener sein kann, der im Spiegel ihm zusah! Ich kann doch nur Schach spielen; was es sonst noch an Wissen auf der Welt geben mag, ist mir glücklicherweise fremd geblieben."

Jene unentschieden gebliebene Schachpartie, die ich in jener Nacht mit Dr. Narziß gespielt hatte, war meine letzte mit ihm; ich wich ihm aus, wo ich konnte, denn es ist ein krank machendes Gefühl, zu wissen, man hat einen Geistesgestörten zum Schachpartner. - -

Ich entließ die alte, quälende Erinnerung und starrte wieder hinaus auf die finsterschwarze Wasserstraße, wobei mir einer schattenhaft aus der Fensterscheibe entgegenspähte, der natürlich nur ich selber sein konnte; da hörte ich plötzlich, daß der eine der alten Herren im Nebenzimmer zu reden angefangen hatte, und ich vernahm die Worte: „... Man denkt zuwenig darüber nach, wie seltsam es ist, daß der rechten Hand, die man vor dem Spiegel hält, sofort eine linke antwortet! Sieht man seine ganze Gestalt im Spiegel, so ist man doch gar nicht der, den man darin sieht, sondern vielmehr ein Gespenst, das einem fremder ist, als irgend etwas auf Erden sein kann! Was rechts ist, das wird links! Nicht alle von uns wissen, daß es einen sogenannten ‚Meister der linken Hand' gibt, von dem das Gerücht unter Abergläubischen geht, er - und nicht der Gott der Bibel - habe die Welt erschaffen! Ein beklemmender Gedanke, annehmen zu müssen, unsere Welt hier auf Erden sei am Ende nichts anderes als eine satanische Spiegelung einer Wirklichkeit, von der wir im Grunde nichts, rein gar nichts wissen! Da haben wir beide nun eine halbe Nacht vor dem Brett gesessen und bildeten uns ein, wir hätten Schach miteinander gespielt; in Wahrheit war's vielleicht nichts anderes, als daß wir Züge nachmachten, wie Spieler in einer Spiegelwelt! ..."

Die letzten Worte, die darauf folgten, überhörte ich; ich blickte mich um; das Zimmer, in das ich durch die offene Verbindungstür aus meiner Dunkelheit hineinsah, war leer. Die alte Kellnerin mit dem weißen Häubchen kam mir daraus entgegen, trat zu mir an den Tisch und sagte: „Darf ich das Schachbrett abräumen, Mijnheer?"

„Wo sind die beiden Herren hingegangen, die soeben noch dort drin saßen?" fragte ich verwirrt.

„Die beiden Herren?" war die Antwort. „Das Nebenzimmer war doch die ganze Zeit über leer!" ...

Ich zahlte stumm, zog meinen Mantel an und ging. „Morgen fährt mein Schiff ab", sagte ich mir beständig vor und ließ nicht ab, es mir vorzumurmeln, um nicht grübeln zu müssen: Wer war der andere der beiden Alten, die miteinander Schach gespielt hatten - der, dessen Gesicht ich nicht unterscheiden konnte, weil er es beständig mit der Hand verdeckt hielt? Sein Partner - der, der die Worte gesprochen hatte - war Dr. Narziß, so wie er in meinem Gedächtnis verborgen lebte. Aber wer war der andere?

Südsee-Masken

Was sind Masken? Der Mensch der letzten Jahrhunderte, blind, taub und stumpf geworden für die feinen Einflüsse einer ihn umgebenden und durchdringenden geheimnisvollen Welt und überdies einer nur halbwegs in die Tiefe gehenden Erklärung nicht handgreiflich zutage liegender Ursachen geflissentlich ausweichend, wird sagen: Masken sind Hüllen, erschaffen aus überschwenglicher Phantasie; keinerlei Vorbilder, die in Wirklichkeit existierten, liegen ihnen zugrunde; Kinder nehmen sie vors Gesicht, um einander zu erschrecken; die Medizinmänner wilder Völker erfinden sie zum Zweck, sich die Unterwürfigkeit der Abergläubischen zu sichern.

Als im Jahre 1722 die Osterinsel Rapanui im Stillen Ozean von Roggeveen entdeckt wurde, fand man an ihrer Küste zahlreiche, viele Meter hohe schwarze Steinbilder stehen mit phantastischen Dämonengesichtern, und im Laufe der Zeit entstand die Behauptung, es seien Überbleibsel aus dem sagenhaften versunkenen Erdteil Atlantis, bis die Wissenschaft klarstellte, daß es lediglich aus Basalt gehauene Statuen sind, angefertigt von den Eingeborenen, um Feinde, denen es nach Überfall der Insel gelüsten sollte, in Furcht und Schrecken zu jagen. Was den Zweck solcher maskenhafter Bilder betrifft, hat die Erklärung demnach im allgemeinen recht. Wie aber kommt es, daß Fieberkranke oder Menschen, die ihr Nervensystem durch Rauschgifte zerstören, also – es, mit andern Worten, empfindlicher machend – in Anfällen von Bewußtseinstrübung grauenhafte Gesichter zu sehen „wähnen"? Wie kommt es, daß Mäuse, wenn man ihnen Hyosciamin einspritzt, sich auf die Hinterbeine aufrichten

– was sie sonst nie tun, wenn sie einen Feind erblicken – und durch Gebärden äußersten Entsetzens verraten, daß sie etwas wahrnehmen, was unsern Sinnen verborgen bleibt? – „Erinnerungsbilder an einstmalige Erlebnisse werden wach, nichts weiter“, so werden die Physiologen behaupten – „Bilder sind es, die möglicherweise, verankert in den Körperzellen, als Erbschaft von den Ureltern her mit dem Blute übernommen wurden, Bilder, die kein Eigenleben außerhalb des Leibes besitzen und nichts Gegenständliches darstellen.“ – Hat der Gelehrte recht, dann wäre die Maske, die der Südsee-Insulaner schnitzt und bemalt, das Konterfei der Erinnerung an ein Erlebnis, das er oder einer seiner Vorfahren einmal hatte! Der alte Herr mit dem Seemannsbart, den gefletschten Zähnen und den gestielten Augen, der hier abgebildet ist, hat also einst gelebt? Ist in das Dasein des betreffenden Insulaners getreten und hat ihn dermaßen erschreckt, daß die Erinnerung daran nicht stirbt? Man könnte einwenden: „Der alte Herr hat auf Erden nie gelebt: Angstvorstellungen allein waren seine Eltern. Abergläubische Phantasie hat ihn gezeugt und geboren.“ – Nun, ich glaube nicht, daß Phantasie aus dem Nichts etwas erschaffen kann! Viel wahrscheinlicher dünkt mir: sie macht nur Unsichtbares sichtbar. Eine Annahme freilich, die jedem Aufgeklärten ein Lächeln abnötigen wird. Wie ich zu dieser rückständigen Annahme komme? Viele merkwürdige Erlebnisse haben mich dazu gedrängt. Ich will nur eins davon erwähnen: Vor ungefähr 25 Jahren lag ich in Wien an einem heftigen Grippefieber darnieder. Bilder von Landschaften jagten vor meinem Blick vorbei, aber ich erinnerte mich genau, wann und wo ich sie einst in meiner Kindheit gesehen hatte. Dann wurden die Gegenden von Wesen belebt, und mit besonderer Deutlichkeit tauchte eine Fratze auf, die sich mir derartig scharf ins Gedächtnis fraß, daß ich sie noch Wochen nachher, als ich längst wieder gesund geworden war, von Zeit zu Zeit bei ganz nebensächlichen Anlässen mit hellstem Bewußtsein vor mir sah. Eines Tages ging ich in ein Wiener Völkerkundemuseum und ging von Glasschrank zu Glasschrank. Plötzlich erblickte ich wieder die fratzenhafte Maske. Es war haargenau die gleiche wie die, die mich im Fiebertraum erschreckt hatte. Zuerst glaubte ich, die Vision sei abermals aufgetaucht, aber es war diesmal Wirklichkeit! - Ein sogenannter Okkultist von heute würde sagen, ich hätte gewissermaßen prophetisch im Fieber das Erlebnis im Völkerkundemuseum vorhergeschaut. Eine solche Erklärung anzunehmen, widerspricht mir aus Gründen, die hier aufzuführen der knappe Raum nicht gestattet.

Ein berühmter Maler des Mittelalters (ich glaube Michelangelo war's), riet, wer ein bildender Künstler ersten Ranges werden wolle, müsse damit beginnen, verwitterte Steinfliesen, Baumrinde und dergleichen so lange zu betrachten, bis er in der Struktur Gesichter zu erblicken anfange. Das innere Schauen schärfe sich dadurch. Ob wohl ein Maler von heute diesen Ratschlag beherzigt? Geschähe es, so glaube ich, unsere bildende Kunst träte gar bald in ein überraschend neues Stadium der Wiedergeburt! - Die primitiven Zeichnungen in Höhlenwänden, die vor nicht langer Zeit Frobenius in Afrika entdeckt hat, gelten als Kunstwerke ersten Ranges. Warum? Ungeheure Lebendigkeit spricht aus ihnen! Eine Lebendigkeit, die meines Erachtens nur der Fähigkeit des inneren Gesichtes entsprungen sein kann! Das innere Auge sieht mehr als das äußere. Weshalb da nach gewundenen Erklärungen suchen, daß die Kunstwerke der Südseeinsulaner (die Masken, die sie geschnitzt haben) keine innere Gegenständlichkeit zur Basis hätten? - -

Im beständigen qualvollen Kampf ums Dasein hat sich der Mensch allmählich daran gewöhnt, nur die sinnfältigsten Gesetze der Natur zu beachten. Nur sie macht er sich nutzbar; alles, was er nicht mit Händen greifen kann, scheint ihm überflüssig und wertlos. Das „Zweite Gesicht“, wie es dem Volke der Schotten und Westfalen bei einzelnen Individuen nachgesagt wird, hält er für Abnormalität in schlechtem Sinne. Mir will scheinen, als ob eine gewisse Pflege dieser merkwürdigen Eigenschaft recht wertvoll wäre. Ich glaube nicht, daß die Menge recht hat, wenn sie sagt: „Du wirst abgelenkt zu deinem äußeren Schaden, wenn du dich mit derart übersinnlichen Dingen befaßt!“ – Im Gegenteil, zum Denken nach außen hin wird vielmehr nach und nach eine Fähigkeit treten, die wir am besten „Überinstinkt“ nennen können. Weshalb die immer mehr zunehmende Abkehr der Menge von der medizinischen Wissenschaft zur Naturheilkunde, wenn nicht ein inneres dumpfes Gefühl riete: es gibt feinere Einflüsse, als die grobe Chemie des Heute zugesteht? – Womit ich keineswegs der gegenwärtig herrschenden Kurpfuscherei der Schwärmer und Schwindler das Wort geredet haben will.

Ich bin überzeugt, eines Tages wird sich die Aufmerksamkeit der Forscher der Wirkung gewisser pflanzlicher Gifte mehr als je zuvor zuwenden. – Was sind eigentlich Gifte? Wie kommt es, daß so ziemlich jedes, ehe es den Menschen über die Schwelle des Todes bringt, Halluzinationen – wie der unklare Ausdruck lautet – ganz bestimmter Art erweckt? Liegt die Annahme gar so fern, daß es sich bei solchen „Sinnestäuschungen“ um etwas anderes als Gegenstandsloses handelt und nicht vielmehr um Wahrnehmung bestimmter Tatsächlichkeiten?

Man stelle sich vor, eines Tages würde offenbar, daß Masken, wie etwa die der Südseeinsulaner, nichts anderes sind als Porträts von Wesen, die ebenso wie wir ein Leben führen! Ich meine, das Interesse der Menschheit würde an einem solchen Tage derart von allem bisherigen abgelenkt werden, daß alles stillstünde, was heute die Triebe bewegt. Ob der Verlust gar so groß wäre?! Zum Glück (oder zum Unglück?) wird ein solches Ereignis kaum in eine kurze Spanne Zeit zusammendrängen. Das geistige Unterscheidungsvermögen, auf das ich hier anspiele, wird wohl immer nur auf wenige Menschen beschränkt bleiben; man wird sie nach wie vor noch durch Jahrtausende „die Abnormalen" nennen. Sie werden sich stets als Einsame fühlen, im Herzen aber über allen Zweifel hinaus wissen: es gibt Dinge und Wesen, die ebenso „wirklich" sind wie die, die dem Reiche des mit dem äußeren Auge wahrnehmbaren Spektrums angehören; vielleicht sind sie sogar wirklicher - wirkungskräftiger. Vielleicht entspringt so manche unerklärliche Stimmung, die den Menschen bisweilen befällt, der Nähe solche dämonischer Masken! Der normale Mensch wird es einer Magenverstimmung zuschreiben, der Hellsichtige aber, die Ursache durchschauend, wie der Salonlöwe im Ballhaus sagen: „Schöne Maske, ich kenne dich!"